经典中医启蒙诵读丛书

周 羚 主编

本草不忘歌

主 编 徐慧艳 孙志文

副主编 周 羚 王冠一 于 洋

U0189567

中国科学技术出版社
·北 京·

图书在版编目（CIP）数据

本草不忘歌 / 徐慧艳, 孙志文主编. — 北京: 中国科学技术出版社, 2023.3

（经典中医启蒙诵读丛书 / 周羚主编）

ISBN 978-7-5046-9174-3

Ⅰ. ①本… Ⅱ. ①徐… ②孙… Ⅲ. ①本草—汇编 Ⅳ. ① R281

中国版本图书馆 CIP 数据核字（2021）第 180039 号

策划编辑	韩　翔
责任编辑	延　锦
文字编辑	靳　羽　秦萍萍
装帧设计	华图文轩
责任印制	徐　飞

出　　版	中国科学技术出版社
发　　行	中国科学技术出版社有限公司发行部
地　　址	北京市海淀区中关村南大街 16 号
邮　　编	100081
发行电话	010-62173865
传　　真	010-62179148
网　　址	http://www.cspbooks.com.cn

开　　本	880mm×1230mm　1/64
字　　数	108 千字
印　　张	4
版　　次	2023 年 3 月第 1 版
印　　次	2023 年 3 月第 1 次印刷
印　　刷	北京长宁印刷有限公司
书　　号	ISBN 978-7-5046-9174-3/R·2769
定　　价	29.80 元

内容提要

　　编者从《药性歌括四百味》《药性赋》《珍珠囊补遗药性赋》等中医经典著作中选取了文学水平较高、内容深入浅出、通俗易懂、朗朗上口、中医入门必须掌握的中药歌诀，将四百多味常用中药按寒、热、温、平分门别类，汇集成册，并对其中难懂的中医病证及学术名词略加解释。读者执此一书，就能轻松了解本草全貌，熟读记诵，融会贯通，即可入本草之门，并为进一步钻研深造打下牢固基础。学习背诵本歌诀，即为中医入门之捷径，非常适合初学中医及中医爱好者阅读。

前　言

中医要练童子功

古人学习中医没有统一教材，更多的是依靠一种自发形成的民间教学系统，中医学的启蒙核心是引导学生构建基础性的知识框架，以及进行经典医籍的精读、熟读。

张奇文教授等曾对97位名老中医的成长之路进行研究，在这些名老中医的读书记录中，出现了三百余种中医古籍。但多未必善，其中有41人明确提出应背诵《伤寒论》《金匮要略》《汤头歌诀》《黄帝内经》《药性赋》《濒湖脉学》《医宗金鉴》等书目。抓住重点，反复诵读乃至背诵，再博览群书，是学习中医学应注意的。

岳美中说："对《金匮要略》《伤寒论》，如果能做到不假思索，张口就来，到临床应用时，就成了有源头的活水。不但能触机即发，左右逢源，还会熟能生巧，别有会心。"

姜春华说："现在看来，趁年轻记忆好，读熟了后来大有用处，这也可说是学习中医最基本的基本功。"

方药中说："我用小纸片把要背的东西写上一小段带在身上，反复默念，走到哪里念到哪里，一天能背熟几个小段。"

哈荔田说："我背书时不用默诵法，而是在僻静处朗朗诵读，俾声出之于口，闻之于耳，会之于心，之后则在喧闹环境中默忆背过的内容，所谓'闹中取静'。如此，则不惟能熟记，且能会意。"

路志正说："先是低吟，即自念自听，吟读数十遍或百遍之数，有若流水行云，出口成诵，形成自然记忆。低吟之后，要逐渐放慢速度，边读边体会文中含义，所谓'涵味吟诵'，务求弄懂原文。"

故此，笔者将适宜诵读的古籍进行整理，按四诊、本草、汤头、针灸、运气、经方等进行分类，望诸位读者铭记老一辈名医的经验，坚持不懈。

目 录

贰

肆

陆

柒

玖

拾

拾壹

药 性 赋

寒性

诸药赋性，此类最寒。

犀角解乎心热，羚羊清乎肺肝。泽泻利水通淋而补阴不足，海藻散瘿破气而治疝何难，闻之菊花能明目而清头风。射干疗咽闭而消痈毒，薏苡理脚气而除风湿，藕节消瘀血而止吐衄。瓜蒌子下气润肺喘兮，又且宽中；车前子止泻利小便兮，尤能明目。是以黄柏疮用，兜铃嗽医。地骨皮有退热除蒸之效，薄荷叶宜消风清肿之施。宽中下气，枳壳缓而枳实速也；疗肌解表，干葛先而柴胡次之。百部治肺热，咳嗽可止；栀子凉心肾，鼻衄最宜。玄参治结热毒痈，清利咽膈；升麻消风热肿毒，发散疮痍。尝闻腻粉抑肺而敛肛门，金箔镇心而安魂魄。茵陈主黄疸而利水，瞿麦治热淋之有血。朴硝通大肠，破血而止痰癖；石膏治头痛，解肌而消烦渴。前胡除内外之痰实，滑石利六腑之涩结。天门冬止嗽，补血涸而润肝心；麦门冬清心，解烦渴而除肺热。又闻治虚烦除哕呕，须用竹茹；通秘结导瘀血，必资大黄。宣黄连治冷热之痢，又厚肠胃而止泻；淫羊藿疗风寒之痹，且补阴虚而助阳。茅根止血与吐衄，石韦通淋于小肠。熟地黄补血且疗虚损，生地黄宣血更医眼疮。赤芍药破血而疗腹痛，烦热亦解；白芍药补虚而生新血，退热尤良。若乃消肿满逐水于牵牛，除毒热杂虫于贯众。金铃子治疝气而补精血，萱草根治五淋而消乳肿。侧柏叶治血山崩漏之疾，香附子理血气妇人之用。地肤子利膀胱，可洗皮肤之风；山豆根解热毒，能止咽喉之痛。白鲜皮祛风治筋弱，而疗足顽痹；旋覆花明目治头风，而消痰嗽壅。又况荆芥穗清头目便血，疏风散疮之用；瓜蒌根疗黄疸毒痈，消渴解痰之忧。地榆疗崩漏，止血止痢；昆布破疝气，散瘿散瘤。疗伤寒，解虚烦，淡竹叶之功倍；除结气，破瘀血，牡丹皮之用同。知母止嗽而骨蒸退，牡蛎涩精而虚汗收。贝母清痰止咳嗽而利心肺，桔梗开肺利胸膈而治咽喉。若夫黄芩治诸热，兼主五淋；槐花治肠风，亦医痔痢。常山理痰结而治温疟，葶苈泻肺喘而通水气。

此六十六种药性之寒，又当考《图经》以博其所治，观夫方书以参其所用焉，其庶几矣。

热性

药有温热，又当审详。

欲温中以荜茇，用发散以生姜。五味子止嗽痰，且滋肾水；腽肭脐疗痨瘵，更壮元阳。原夫川芎祛风湿，补血清头；续断治崩漏，

益筋强脚。麻黄表汗以疗咳逆，韭子助阳而
医白浊。川乌破积，有消痰治风痹之功；天
雄散寒，为去湿助阳精之药。观夫川椒达下，
干姜温中。葫芦巴治虚冷之疝气，生卷柏破
癥瘕而血通。白术消痰壅、温胃，兼止吐泻；
菖蒲开心气、散冷，更治耳聋。丁香快脾胃
而止吐逆，良姜止心气痛之攻冲。肉苁蓉填
精益肾，石硫黄暖胃驱虫。胡椒主祛痰而除
冷，秦椒主攻痛而祛风。吴茱萸疗心腹之冷
气，灵砂定心脏之怔忡。盖夫散肾冷、助脾胃，
须荜澄茄；疗心痛、破积聚，用蓬莪术。缩砂
止吐泻、安胎、化酒食之剂；附子疗虚寒、反胃，
壮元阳之力。白豆蔻治冷泻，疗痛止痛于乳香；
红豆蔻止吐酸，消血杀虫于干漆。岂不知鹿
茸生精血，腰脊崩漏之均补；虎骨壮筋骨，寒
湿毒风之并祛。檀香定霍乱，而心气之痛愈；
鹿角秘精髓，而腰脊之痛除。消肿益血于米
醋，下气散寒于紫苏。扁豆助脾，则酒有行
药破血之用；麝香开窍，则葱为通中发汗之需。

尝观五灵脂治崩漏，理血气之刺痛；麒麟竭止血出，疗金疮之伤折。麋茸壮阳以助肾，当归补虚而养血。乌贼骨止带下，且除崩漏目翳；鹿角胶住血崩，能补虚羸劳绝。白花蛇治瘫痪，除风痒之癣疹；乌梢蛇疗不仁，祛疮疡之风热。乌药有治冷气之理，禹余粮乃疗崩漏之因。巴豆利痰水，能破积热；独活疗诸风，不论久新。山茱萸治头晕遗精之药，白石英医咳嗽吐脓之人。厚朴温胃而去呕胀，消痰亦验；肉桂行血而疗心痛，止汗如神。是则鲫鱼有温胃之功，代赭乃镇肝之剂。沉香下气补肾，定霍乱之心痛；橘皮开胃祛痰，导壅滞之逆气。

此六十二种药性之热，又当博本草而取治焉。

温性

温药总括，医家素谙。

木香理乎气滞，半夏主于湿痰。苍术治目盲，燥脾去湿宜用；萝卜祛膨胀，下气制面尤堪。况夫钟乳粉补肺气,兼疗肺虚;青盐治腹痛,且滋肾水。山药而腰湿能医,阿胶而痢嗽皆止。赤石脂治精浊而止泻,兼补崩中;阳起石暖子宫以壮阳,更疗阴痿。诚以紫菀治嗽,防风祛风。苍耳子透脑止涕,威灵仙宣风通气。细辛祛头风,止嗽而疗齿痛;艾叶治崩漏,安胎而医痢红。羌活明目驱风,除湿毒肿痛;白芷止崩治肿,疗痔漏疮痈。若乃红蓝花通经,治产后恶血之余;刘寄奴散血,疗烫火金疮之苦。减风湿之痛则茵芋叶,疗折伤之症则骨碎补。藿香叶辟恶气而定霍乱,草果仁温脾胃而止呕吐。巴戟天治阴疝白浊,补肾尤兹;延胡索理气痛血凝,调经有助。尝闻款冬花润肺,祛痰嗽以定喘;肉豆蔻温中,止霍乱而助脾。抚芎走经络之痛,何首乌治疮疥之资。姜黄能下气,破恶血之积;防己宜消肿,祛风湿之施。藁本除风,主妇人阴痛之用;仙茅益肾,扶元气虚弱之衰。乃曰破故纸温肾,补精髓与劳伤;宣木瓜入肝,疗脚气并水肿。杏仁润肺燥止嗽之剂,茴香治疝气肾痛之用。诃子生精止渴，兼疗滑泄之痢；秦艽攻风逐水，又除肢节之痛。槟榔豁痰而逐水，杀寸白虫；杜仲益肾而添精，祛腰膝重。当知紫石英疗惊悸崩中之疾，橘核仁治腰痛疝气之瘨。金樱子兮涩遗精，紫苏子兮下气涎。淡豆豉发伤寒之表，大小蓟除诸血之鲜。益智安神，治小便之频数；麻仁润肺，利六腑之燥坚。抑又闻补虚弱，排疮脓，莫若黄芪；强腰脚，壮筋骨，无如狗脊。菟丝子补肾以明目，马蔺花治疝而有益。

　　此五十四种药性之温，更宜参《图经》而默识也。

平性

　　详论药性，平和惟在。

　　以硼砂而去积，用龙齿以安魂。青皮快膈除膨胀，且利脾胃；芡实益精治白浊，兼补真元。木贼草去目翳，崩漏亦医；花蕊石治金疮，血行则却。决明和肝气，治眼之剂；天麻主头眩，祛风之药。甘草和诸药而解百毒，盖以性平；石斛平胃气而补肾虚，更医脚弱。观夫商陆治肿，覆盆益精。琥珀安神而破血，朱砂镇心而有灵。牛膝强足补精，兼疗腰痛；龙骨止汗住泄，更治血崩。甘松理风气而痛止，蒺藜疗风疮而目明。人参润肺宁心，开脾助胃；蒲黄止崩治衄，消瘀调经。岂不知南星醒脾，祛惊风痰吐之忧；三棱破积，除血块气滞之症。没食主泄泻而神效，皂角治风痰而响应。桑螵蛸疗遗精之泄，鸭头血医水肿之盛。蛤蚧治劳嗽，牛蒡子疏风壅之痰。全蝎主风瘫，酸枣仁祛怔忡之病。尝闻桑寄生益血安胎，且治腰痛；大腹子祛膨下气，亦令胃和。小草、远志具有宁心之妙，木通、猪苓尤为利水之多。莲肉有清心醒脾之用，没药乃治疮散血之科。郁李仁润肠宣水，祛浮肿之疾；茯神宁心益智，除惊悸之痾。白茯苓补虚劳，多在心脾之有眚；赤茯苓破结血，独利水道以无毒。因知麦芽有助脾化食之功，小麦有止汗养心之力。白附子祛面风之游走，大腹皮治水肿之泛溢。椿根白皮主泻血，桑根白皮主喘息。桃仁破瘀血，兼治腰痛；神曲健脾胃，而进饮食。五加皮坚筋骨以立行，柏子仁养心神而有益。抑又闻安息香辟恶，且治心腹之痛；冬瓜仁醒脾，实为饮食之资。僵蚕治诸风之喉闭，百合敛肺痨之嗽痿。赤小豆解热毒，疮肿宜用；枇杷叶下逆气，哕呕可医。连翘排疮肿脓与肿毒，石楠叶利筋骨与毛皮。谷芽养脾，阿魏除邪气而破积；紫河车补血，大枣和药性以开脾。然而鳖甲治劳疟，兼破癥瘕；龟甲坚筋骨，更疗崩疾。乌梅主便血疟痢之用，竹沥治中风声音之失。

此六十八种平和之药，更宜参本草，而求其详悉也。

药本五味歌

酸为木化气本温，能收能涩利肝经；

苦为火化气终热，能燥能坚心脏下；

甘始土生气化湿，能开缓渗从脾行；

辛自金生气滞燥，能散润濡通肺窍；

咸从水化气生寒，下走软坚足肾道；

淡味方为五行本，运用须知造化要。

药性歌括（共四百味）

诸药之性，各有奇功，温凉寒热，补泻宣通，君臣佐使，运用于衷，相反畏恶，立见吉凶。

人参

（去芦用，反藜芦）

人参味甘，大补元气，

止渴生津，调荣养卫。

[性味归经] 甘、微苦，微温。归心、肺、脾。反藜芦，畏五灵脂、萝卜。

[功用]

(1) 大补元气（用于气虚欲脱、脉微，有救脱扶危良效，疗虚劳内伤第一要药）。

(2) 补脾益肺（为治脾肺气虚要药）。

(3) 生津止渴（用于热病口渴和消渴，可益气生津止渴）。

(4) 安神益智（用于气血亏虚心悸、失眠、健忘）。

[同类药]

西洋参

微甘、苦，寒。归心、胃、肺经。

(1) 补气养阴（用于阴虚火旺、咳喘痰血）。

(2) 清火生津（热病气阴两伤烦倦、口渴）。

(3) 清肠止血（与龙眼肉蒸服，用于肠热便血）。

党参

甘，平。归脾、肺。

(1) 补中益气（治中气不足、食少便溏、肺气虚咳喘气短，治脾肺气虚最常用之品）。

(2) 养血生津（用于气血两虚）。

太子参

甘、微苦，平。归脾、肺。补气药中唯一一味清补之品。

补气生津（用于脾气虚、胃阴虚，可润肺治肺燥咳、虚热汗多）。

黄芪

（绵软如箭干者，疮疡生用，补虚蜜水炒用）

黄芪性温，收汗固表，

托疮生肌，气虚莫少。

[性味归经] 甘，微温。归脾、肺。

[功用]

(1) 补气升阳（补气升阳要药，善治中气下陷）。

(2) 益卫固表（益卫气，固表止汗）。

(3) 利水消肿（用于气虚水湿、失运浮肿、小便不利）。

(4) 托疮生肌。

(5) 补气以生血、摄血、行滞通痹、生

津止渴。

白术

（去芦，淘米泔水洗，薄切晒干，或陈土、壁土炒）

白术甘温，健脾强胃，

止泻除湿，兼祛痰痞。

[性味归经] 苦、甘，温。归脾、胃。"于术"补脾益气力更强。

[功用]

(1) 补气健脾（和中益气，为治脾虚诸症要药）。

(2) 燥湿利水（治痰、水肿、小便不利的良药）。

(3) 固表止汗（补益脾气，固表止汗）。

(4) 安胎（补益脾气而安胎）。

茯苓

（去黑皮，中有赤筋，要去净，不损人目）

茯苓味淡，渗湿利窍，

白化痰涎，赤通水道。

[性味归经] 甘，淡，平。归心、脾、肾。

[功用]

(1) 利水渗湿（利水渗湿要药，用于水肿，小便不利，"利水不伤气"）。

(2) 健脾（用于脾虚诸症）。

(3) 安神（心脾两虚，心悸失眠）。

甘草

（一名国老，能解百毒，反甘遂、海藻、大戟、芫花）

> 甘草甘温，调和诸药，
>
> 炙则温中，生则泻火。

[性味归经] 甘，温。归心、肺、脾、胃。

[功用]

(1) 益气补中（蜜炙后补脾益心气力更强，用于心动悸、脉结代兼脾气虚）。

(2) 祛痰止咳（益气润肺，用于痰多咳嗽）。

(3) 缓急止痛（用于脘腹、四肢挛急疼痛）。

(4) 调和药性（方剂中运用，缓和烈性，减轻毒副作用，调和脾胃）。

(5) 清热解毒（生用治疗热毒疮疡、咽喉肿痛、食物中毒）。

当归

（酒浸，洗净切片，体肥痰盛，姜汁浸晒身养血，尾破血，全活血）

当归甘温，生血补心，

扶虚益损，逐瘀生新。

[性味归经] 甘、辛，温。归肝、心、脾。

[功用]

(1) 补血（补血养血，为补血要药）。

(2) 调经活血（既补血又活血，用于血虚月经不调、经闭，调经止痛，为妇科要药）。

(3) 止痛（补血活血而止痛又散寒、消肿、生肌，用于血虚、血滞、寒凝、跌打之疼痛，也用于痈疽痔疡）。

(4) 润肠（用血虚肠燥便秘）。

白芍

(有生用者，有酒炒用者)

白芍酸寒，能收能补，

泻痢腹痛，虚寒勿与。

[性味归经] 苦，酸，甘，微寒。归肝、脾。

[功用]

(1) 养血调经（养血柔肝、调经止痛，用于月经不调、崩漏）。

(2) 平肝柔肝止痛（养肝肾，调肝气，平肝阳，缓急止痛，用于肝阳上亢诸痛）。

(3) 敛阴止汗（用于阴虚盗汗、营卫不和表虚自汗）。

赤芍

赤芍酸寒，能泻能散，

破血通经，产后勿犯。

[性味归经] 酸、苦，微寒。归肝。

[功用]

(1) 清热凉血（用于血热之斑疹、吐衄，既活血又凉血，清血分热）。

(2) 祛瘀止痛（闭经、经痛、跌打损伤）。

(3) 清泻肝火（用于目赤肿痛）。

生地黄

（一名地髓，怀广出者，用酒洗，竹刀切片，晒干）

生地微寒，能清湿热，

骨蒸烦劳，兼消破血。

[性味归经] 甘、苦，寒。归心、肝、肾。

[功用]

(1) 清热凉血（清热凉血要药，治热入营血。凉血以止血，治吐血衄血、便血崩漏）。

(2) 养阴生津（清热养阴，生津润燥，用于热病口渴、肠燥便秘、消渴）。

熟地黄

（用怀广生地黄，酒拌蒸至黑色，竹刀切片，勿犯铁器，忌萝卜葱蒜，用姜汁炒，除膈闷）

熟地微温，滋肾补血，

益髓填精，乌须黑发。

[性味归经] 甘，微温。归肝、肾。

[功用]

(1) 补血（补血要药）。

(2) 滋阴（滋阴主药，为滋补肝肾阴血之要药）。

(3) 益精填髓（用于肝肾精血亏虚、腰酸、眩晕耳鸣、须发早白）。

麦冬

（水浸，去心用，不令人烦）

麦门甘寒，解渴祛烦，

补心清肺，虚热自安。

[性味归经] 甘、微苦，微寒。归心、肺、胃。为滋此三经之阴液的常用药。

[功用]

(1) 养阴润肺（养肺阴，清肺热，润肺燥而止咳，用于干咳痰黏、咳血）。

(2) 益胃生津（益胃生津，清热润燥，为治胃阴不足诸症的佳品）。

(3) 清心除烦（养阴清心，除烦安神，用于阴虚及温病热邪扰心营）。

天冬

（水浸，去心皮）

天门甘寒，肺痿肺痈，

消痰止嗽，喘热有功。

[性味归经] 甘、苦，寒。归肺、肾。

[功用]

(1) 养阴润燥（功效与麦冬相似，但润性、寒性比麦冬大）。

(2) 清火生津（用于肾阴不足的虚火，可清降虚火、生津润燥）。

黄连

（去须，下火童便，痰火姜汁，伏火盐汤，气滞火吴萸，肝胆火猪胆，实火朴硝，虚火醋炒）

黄连味苦，泻心除痞，

清热明眸，厚肠止痢。

〔性味归经〕苦，寒。归心、肝、胃、大肠。

〔功用〕

(1) 清热燥湿（主治湿热阻于中焦，脘腹痞满，治湿热泻痢要药）。

(2) 泻火除烦（善清心火以除烦，清胃火以止呕，清肝火以止呕吐吞酸）。

(3) 解毒（用于疮痈、湿疮、目赤）。

(4) 泻火凉血（用于血热出血）。

黄芩

（去皮枯朽，或生或酒炒）

黄芩苦寒，枯泻肺火，

子清大肠，湿热皆可。

〔性味归经〕苦，寒。归肺、胃、胆、大肠。

〔功用〕

(1) 清热燥湿（用于暑湿、湿热黄疸、热淋涩痛，善清泻中上焦湿热）。

(2) 清热（善清肺热）。

(3) 止血（炒炭以凉血止血）。

(4) 泻火除烦（与柴胡配伍，用于热病烦渴，寒热往来之少阳病）。

(5) 解毒（用于咽喉肿痛、痈肿疮毒）。

(6) 安胎（用于胎热引起的胎动不安）。

黄柏

（一名黄檗，去粗皮，或生，或酒，或蜜，或童便，或乳汁炒）

<blockquote>
黄柏苦寒，降火滋阴，

骨蒸湿热，下血堪任。
</blockquote>

[性味归经] 苦，寒。归肾、膀胱、大肠。

[功用]

(1) 清热燥湿（善清下焦湿热引起的湿热带下、热淋、足膝肿痛、黄疸）。

(2) 泻火解毒（同上）。

(3) 退虚火（用于阴虚发汗、遗精盗汗）。

栀子

（生用清三焦实火，炒黑清三焦郁热，又能清曲屈之火）

栀子性寒，解郁除烦，

吐衄胃痛，火降小便。

[性味归经] 苦，寒。归心、肝、肺、胃、三焦。

[功用]

(1) 泻火除烦（清心火以除烦，为治热病烦闷要药）。

(2) 清热利湿（常用于治湿热黄疸）。

(3) 凉血（止血，用于血热出血）。

(4) 解毒（用于热毒疮痈）。

(5) 消肿止痛（生栀子磨粉调黄酒成糊状，外敷治跌打损伤）。

连翘

（去梗心）

连翘苦寒，能消痈毒，

气聚血凝，湿热堪逐。

[性味归经] 苦，微寒。归肺、心、胆。

[功用]

(1) 清热解毒、消肿散结（用于疮痈肿毒、瘰疬结核，被誉为"疮家圣药"）。

(2) 疏散风热（同上）。

(3) 清心利尿（治热淋涩痛）。

石膏

（或生或煅，一名解石）

石膏大寒，能泻胃火，

发渴头疼，解肌立妥。

[性味归经] 辛、甘，大寒。归肺、胃。

[功用]

(1) 清热泻火（清泻肺胃气分实热要药，"温病气分实热非此不能除"，用于肺热咳嗽、胃火牙痛）。

(2) 除烦止渴（用于胃火牙痛，胃热阴虚）。

(3) 收敛生肌（煅用治疮疡不敛、湿疹、烫伤）。

滑石

（细腻洁白者佳，粗头青黑者勿用，研末以水飞过）

滑石沉寒，滑能利窍，

解渴除烦，湿热可疗。

[性味归经] 甘、淡，寒。归膀胱、胃。

[功用]

(1) 利尿通淋（用于热淋、石淋，为治小便涩痛要药）。

(2) 清热解暑（治暑湿常用）。

(3) 祛湿敛疮（外用清热，收湿敛疮）。

贝母

（去心，黄白色轻松者佳）

贝母微寒，止嗽化痰，

肺痈肺痿，开郁除烦。

[性味归经]

(1) 川贝母：苦、甘，微寒。归肺、心。

(2) 浙贝母：苦，寒。归肺、心。

[功用]

(1) 川贝母：清热化痰，润肺止咳（用于肺热、肺燥及阴虚咳嗽）。散结消肿（多治体虚痰结）。

(2) 浙贝母功用同川贝母，但清热散结能力比川贝母强，川贝母有甘味兼补。

大黄

　　　　大黄苦寒，实热积聚，

　　　　蠲痰润燥，疏通便闭。

[性味归经] 苦、寒。归脾、胃、大肠、肝、心。生用泻下力强，不宜久煎。

[功用]

(1) 泻下攻积（有"将军"之称，善于荡涤肠胃积滞，峻下热结，为治便秘之要药）。

(2) 止血（炒炭以止血，现代用大黄粉内服治疗上消化道出血）。

(3) 清热解毒（用于疮疡肿毒丹毒）。

(4) 活血祛瘀（酒制后活血力强，用于瘀血诸症)。

(5) 清热利湿（治湿热黄疸）。

柴胡

（去芦，要北者佳）

柴胡味苦，能泻肝火，

寒热往来，疟疾均可。

[性味归经] 苦、辛，微寒。归肝、胆。

[功用]

(1) 疏散退热（为治半表半里少阳证要药）。

(2) 舒肝解郁，调经止痛（治肝郁气滞要药，可调理月经）。

(3) 升举阳气（可升举脾阳之气，用于气虚下陷、脱肛、子宫下垂）。

(4) 清胆截疟（用于疟疾）。

前胡

（去芦，要软者佳）

前胡微寒，宁嗽化痰，

寒热头痛，痞闷能安。

[性味归经] 苦、辛，微寒。归肺。

[功用]

(1) 痰热咳喘，咯痰黄稠。

(2) 风热咳嗽痰多。

升麻

(去须，青绿者佳)

升麻性寒，清胃解毒，

升提下陷，牙痛可逐。

[性味归经] 辛、微甘，微寒。归肺、脾、胃、大肠。

[功用]

(1) 发表透疹（主入阳明经，治阳明经头痛，麻疹透发不畅）。

(2) 清热解毒（善清阳明热毒）。

(3) 升举阳气（升阳举陷之要药）。

桔梗

（去芦，青白者佳）

桔梗味苦，疗咽痛肿，

载药上升，开胸利壅。

[性味归经] 苦、辛，平。归肺。

[功用]

(1) 开宣肺气（肺经气分要药，化痰宽胸，外感、内伤、寒热皆可）。

(2) 祛痰排脓（善利肺气排肺之脓痰）。

(3) 利咽（宣肺，利咽，开音）。

(4) 通便、引药上行（注：牛膝引药下行）。

紫苏叶

（背面皆紫者佳）

紫苏叶辛，风寒发表，

梗下诸气，消除胀满。

[性味归经] 辛，温。归肺、脾。

[功用]

(1) 发汗解表（开宣肺气以解表，用于外感风寒证）。

(2) 行气宽中（和胃止呕，理气安胎，用于脾胃气滞、妊娠呕吐，尤宜于治外感风寒兼脾胃气滞）。

(3) 解鱼蟹毒。

(4) 苏叶长于发汗解表，苏梗偏于理气安胎。

麻黄

（去根节，宜陈久，止汗用根）

麻黄味辛，解表出汗，

身热头痛，风寒发散。

[性味归经] 辛、微苦，温。归肺、膀胱。

[功用]

(1) 发汗解表（用于风寒表实证，可辛散发汗，为辛温解表之峻品）。

(2) 宣肺平喘（用于咳嗽实证）。

(3) 利水消肿（用于风水水肿，为宣肺利尿要药）。

葛根

(白粉者佳)

葛根味甘，伤风发散，

温疟往来，止渴解酒。

[性味归经] 甘、辛，凉。归脾、胃。

[功用]

(1) 解肌退热（外感发热、头项强痛）。

(2) 透发麻疹（用于麻疹透发不畅）。

(3) 生津止渴（鼓舞胃气上行生津，用于
热病烦渴、内热消渴）。

(4) 升阳止泻（用于热泻热痢）。

薄荷

(一名炙苏，用姑苏龙脑者佳，辛香通窍而散风热)

薄荷味辛，最清头目，

祛风化痰，骨蒸宜服。

[性味归经] 辛，凉。归肺、肝。

[功用]

(1) 发散风热（上能清利头目，用于外感

风热及温病初起之发热、头痛）。

(2) 清利咽喉（治风热上攻，咽喉肿痛）。

(3) 透疹解毒（治麻疹透发不畅，风疹瘙痒）。

(4) 舒肝解郁（治肝郁气滞之胁痛、胸闷）。

防风

（去芦）

防风甘温，能除头晕，

骨节痹疼，诸风口噤。

[性味归经] 辛、甘，微温。归膀胱、肝、脾。

[功用]

(1) 祛风解表。

(2) 胜湿止痛（祛经络及筋骨之风湿而止痛，用于风湿痹证）。

(3) 止痉（用于破伤风）。

(4) 舒肝理脾（用于肝气乘脾之腹泻）。

荆芥

（一名假苏，用穗，又能止冷汗虚汗）

> 荆芥味辛，能清头目，
>
> 表汗祛风，治疮消瘀。

［性味归经］辛，微温。归肺、肝。

［功用］

(1) 祛风解表（不论寒热，皆可应用）。

(2) 透疹止痒（消散疮痈，用于麻疹透发不畅、风疹瘙痒、疮痈）。

(3) 止血（炒炭）。

细辛

（华阴者佳，反藜芦，能发少阴之汗）

> 细辛辛温，少阴头痛，
>
> 利窍通关，风湿皆用。

［性味归经］辛，温，有小毒。归肺、肾、心。

［功用］

(1) 祛风解表（入肺经散在表之风寒，入肾经除在里之阴寒）。

(2) 散寒，通窍，止痛（治头痛、痹痛、牙痛）。

(3) 温肺化饮（用于寒饮咳嗽，常与干姜、五味子配伍）。

羌活

（一名羌青，目赤亦要）

羌活微温，祛风除湿，

身痛头疼，舒筋活骨。

[性味归经] 辛、苦，温。归膀胱、肾。

[功用]

(1) 发散风寒（善散在表之风寒湿邪，止痛）。

(2) 胜湿止痛（善治腰以上风湿寒痹，尤以肩背肢节疼痛）。

独活

（一名独摇草，又名胡王使者）

独活甘苦，颈项难舒，

两足湿痹，诸风能除。

［性味归经］辛、苦，温。归肾、膀胱。

［功用］

(1) 祛风湿，止痹痛（用于风寒痹证，尤治腰以下风寒痹证）。

(2) 解表（治少阴经头风头痛、风寒表证、表湿证）。

知母

（去皮毛，生用泻胃火，酒炒泻肾火）

知母味苦，热渴能除，

骨蒸有汗，痰咳皆舒。

［性味归经］苦、甘，寒。归肺、胃、肾。

［功用］

(1) 清热泻火（与石膏相须使用，治肺热咳嗽、无痰）。

(2) 滋阴降火（上润肺燥，中泻胃火生津除烦，下滋肾降相火，用于阴虚消渴、骨蒸潮热）。

白芷

（一名芳香，可作面脂）

白芷辛温，阳明头痛，

风热瘙痒，排脓通用。

[性味归经] 辛，温。归肺、胃。

[功用]

(1) 祛风散寒（治阳明经头痛、牙痛之要药）。

(2) 通窍止痛（治鼻渊常用药）。

(3) 消肿排脓（外科治疮疡肿毒常用药）。

(4) 燥湿止带、祛斑除臭（用于寒湿带下、面部色斑、臭狐）。

藁本

（去芦）

藁本气温，除头巅顶，

寒湿可祛，风邪可屏。

[性味归经] 辛，温。归肝、膀胱。

［功用］

(1) 祛风散寒（用于外感风寒，巅顶头痛）。

(2) 胜湿止痛（用于风寒痹证）。

香附

（即莎草根，忌铁器）

香附味甘，快气开郁，

止痛调经，更消宿食。

［性味归经］辛、微苦、微甘，平。归肝、三焦。

［功用］

(1) 疏肝理气（疏肝解郁理气要药）。

(2) 调经止痛（妇女月经不调，肝郁之胸闷、脘腹胀痛）。

乌药

（一名旁其，一名天台乌）

乌药辛温，心腹胀痛，

小便滑数，顺气通用。

［性味归经］辛，温。归肺、脾、肾、膀胱。

［功用］

(1) 行气止痛（寒凝气滞所致胸腰痛，散下焦寒气以行气止痛）。

(2) 温肾散寒（用于下元虚冷尿频、遗尿）。

枳实

（如龙眼，色黑，陈者佳，水浸去积，切片麸炒）

> 枳实味苦，消食除痞，
>
> 破积化痰，冲墙倒壁。

［性味归经］苦、辛，微寒。归脾、胃、大肠。

［功用］

(1) 破气消积（善破气除痞，消积导滞，用于食积气滞、脘腹痞满）。

(2) 化痰除痞（用于痰浊阻滞、胸脘痞满）。

枳壳

（水浸去茎，切片麸炒）

> 枳壳微温，快气宽肠，

胸中气结，胀满堪尝。

［性味归经］苦、辛，微寒。归脾、胃、大肠。

［功用］

(1) 胸胁气滞，胀满疼痛。

(2) 食积不化。

(3) 痰饮内停。

(4) 脏器下垂。

白豆蔻

（去壳取仁）

白蔻辛温，能去瘴翳，

益气调元，止呕和胃。

［性味归经］辛，温。归肺、脾、胃。

［功用］化湿行气，温中止呕。

青皮

（水浸，去枝切片）

青皮苦寒，能攻气滞，

削坚平肝，安胃下食。

[性味归经] 苦、辛，温。归肝、胆、胃。
醋炒止痛力增强。

[功用]

(1) 疏肝破气（用于肝气郁结诸症）。

(2) 消积化滞（行散降泄，用于食积气
滞证）。

(3) 破气散结（用于气滞血瘀证）。

陈皮

陈皮苦温，顺气宽膈，

留白和胃，消痰去白。

[性味归经] 辛、苦，温。归脾、肺。

[功用]

(1) 理气健脾（行气止痛，健脾和中，用
于脾胃气滞证）。

(2) 燥湿化痰（理肺气之壅滞，用于痰湿
壅滞证）。

苍术

（米泔水浸透，搓去黑皮，切片炒干）

苍术苦温，健脾燥湿，

发汗宽中，更祛瘴疫。

[性味归经] 辛、苦，温。归脾、胃。

[功用]

(1) 燥湿健脾（通治三焦湿热，治寒湿阻滞中焦尤宜）。

(2) 祛风湿（治风寒湿痹，湿胜者尤宜）。

(3) 发表（外感兼湿）。

(4) 明目（夜盲、眼目昏涩）。

厚朴

（要厚如紫豆者佳，去粗皮，姜汁炒）

厚朴苦温，消胀泄满，

痰气泻痢，其功不缓。

[性味归经] 苦、辛，温。归脾、胃、肺、大肠。

［功用］

(1) 燥湿（为消除湿滞痞满要药）。

(2) 行气消积（下气宽中，消积导滞，用于肠胃积滞）。

(3) 平喘（燥湿化痰，下气平喘，用于痰饮喘咳）。

天南星

（姜汤泡透，切片用，或为末，包入牛胆内，名曰牛胆南星）

南星性热，能治风痰，

破伤强直，风搐自安。

［性味归经］苦、辛，温，有毒。归肺、脾、肝。

［功用］

(1) 燥湿化痰（善治寒湿顽痰，与半夏相须）。

(2) 祛风解痉（祛风痰要药，用风痰所致眩晕、中风、癫痫、破伤风）。

(3) 外用消肿止痛。

半夏

（一名守田，反乌头，滚水泡透，切片，姜汁炒）

半夏味辛，健脾燥湿，

痰厥头疼，嗽呕堪入。

[性味归经] 辛、温，有毒。归脾、胃、肺。

[功用]

(1) 燥湿化痰（温化寒痰，为治湿痰、寒痰的要药）。

(2) 降逆止呕（常与生姜配伍，为止呕要药）。

(3) 消痞散结（辛温化痰散痞，用于胸痹、结胸、心下痞、梅核气）。

(4) 外用消肿止痛（用于瘰疬瘿瘤、痈疽肿痛、毒蛇咬伤）。

藿香

（或用叶，或用梗，叶与梗并兼用）

藿香辛温，能止呕吐，

发散风寒，霍乱为主。

[性味归经] 辛，微温。归脾、胃、肺。

［功用］

(1) 化湿（芳化湿浊，醒脾健胃，用于湿滞中焦证）。

(2) 解暑（暑湿证及湿温证）。

(3) 止呕（化湿以止呕）。

(4) 解表化湿（用于表证夹湿）。

(5) 藿香叶偏于发表，藿香梗偏于理中，鲜藿香解暑力强。

槟榔

（如鸡心者佳）

槟榔辛温，破气杀虫，

祛痰逐水，专除后重。

［性味归经］苦、辛，温。归大肠、胃。

［功用］

(1) 驱虫（广谱驱虫药，尤善治绦虫证）。

(2) 消积（用于食积气滞、泻痢后重、小儿疳积）。

(3) 行气利水（用于水肿、脚气肿痛）。

(4) 截疟。

大腹皮

（多有鸠粪毒，用黑豆汤洗净）

> 腹皮微温，能下膈气，
>
> 安胃健脾，浮肿消去。

［性味归经］辛，微温。归脾、胃、大肠、小肠。为槟榔的干燥果皮。

［功用］

(1) 行气导滞（用于肠胃气滞证）。

(2) 利水消肿（用于水肿、脚气肿痛）。

香薷

（陈久者佳）

> 香薷味辛，伤暑便涩，
>
> 霍乱水肿，除烦解热。

［性味归经］辛，微温。归肺、胃、脾。

［功用］

(1) 发汗解表，化湿和中（用于暑湿证，有"夏月麻黄"之称）。

(2) 利水消肿（发越阳气以治水肿）。

白扁豆

（微炒）

扁豆微温，转筋吐泻，

下气和中，酒毒能化。

[性味归经] 甘，微温。归脾、胃。

[功用]

(1) 健脾化湿（脾胃虚弱，食欲不振，大便溏泻，白带过多）。

(2) 和中消暑（暑湿吐泻，胸闷腹胀）。

猪苓

（削去黑皮，切片）

猪苓味淡，利水通淋，

消肿除湿，多服损肾。

[性味归经] 甘、淡，平。归肾、膀胱。

[功用] 利水渗湿（亦用于泄泻、淋浊

带下，利水能力比茯苓强，无水湿禁用，"利水不伤阴"）。

泽泻

（去尾）

泽泻苦寒，消肿止渴，

除湿通淋，阴汗自逼。

[性味归经] 甘，淡，寒。归肾，膀胱。

[功用]

(1) 利水渗湿（用于水肿、小便不利、痰饮、泄泻，善治湿痰所致眩晕）。

(2) 泻热（用于湿热带下淋浊，善治下焦湿热，泻肾中虚水、泻相火）。

木通

（去皮切片）

木通性寒，小肠热闭，

利窍通经，最能导滞。

[性味归经] 苦，寒。归心、小肠、膀胱。

［功用］

(1) 清热（口舌生疮，为治心火、火热下移小肠、心烦尿赤要药）。

(2) 通经下乳（血瘀闭经、乳少）。

(3) 清湿热（用于湿热痹痛，可通关节）。

(4) 利尿通淋（用于热淋、脚气肿胀）。

车前子

（去壳）

车前子寒，溺涩眼赤，

小便能通，大便能实。

［性味归经］甘，寒。归肾、肝、肺。宜布包煎。

［功用］

(1) 利尿通淋（用于热淋、水肿、小便不利，善治湿热淋证及水肿兼热）。

(2) 渗湿止泻（暑湿泄泻、分清浊而泻）。

(3) 清肝明目（目赤肿痛）。

(4) 清肺化痰（热痰咳嗽）。

地骨皮

（去骨）

地骨皮寒，解肌退热，

有汗骨蒸，强阴凉血。

[性味归经] 甘，寒。归肺、肝、肾。

[功用]

(1) 清虚热（阴虚发热，治有汗骨蒸之佳品）。

(2) 清热凉血（血热出血）。

木瓜

（酒洗）

木瓜味酸，湿肿脚气，

霍乱转筋，足膝无力。

[性味归经] 酸，温。归肝、脾。

[功用]

(1) 舒筋活络（治风湿顽痹、筋脉拘急要药）。

(2) 除湿和胃（治呕吐泄泻、腹痛转筋

要药）。

威灵仙

（去芦酒洗）

威灵苦温，腰膝冷痛，

消痰痃癖，风湿皆用。

[性味归经] 辛、咸、苦，温。归膀胱。

[功用]

(1) 温通经络（通经络以治风湿痹痛的要
药，治拘挛麻木、瘫痪）。

(2) 消痰水（治痰饮积水的要药）。

(3) 软骨鲠（咸能软坚散结）。

牡丹皮

（去骨）

牡丹苦寒，破血通经，

血分有热，无汗骨蒸。

[性味归经] 苦、辛，微寒。归心、肝、肾。

[功用]

(1) 清热凉血（用于血热斑疹吐衄）。

(2) 清虚热（清透阴分伏热证，为治无汗骨蒸之佳品）。

(3) 活血散瘀（用于闭经、癥瘕、跌打损伤、肠痈、疮痈）。

玄参

（紫黑者佳，反藜芦）

玄参苦寒，清无根火，

消肿骨蒸，补肾亦可。

[性味归经] 甘、苦、咸，寒。归肺、胃、肾。

[功用]

(1) 清热凉血（热入营血）。

(2) 解毒（泻火解毒，软坚散结，用于咽喉肿痛、瘰疬痰咳、脱疽）。

(3) 滋阴（上清肺热滋肺阴，下清肾中虚火，滋肾阴，治劳嗽咳血、阴虚发热便秘）。

沙参

（去芦，反藜芦）

沙参味苦，消肿排脓，

补肝益肺，退热除风。

[性味归经] 北沙参：甘、微苦，微寒。归肺、胃。南沙参：甘，温。归心、脾。

[功用]

北沙参

(1) 养阴清肺（用于肺阴虚）。

(2) 益胃生津（养胃阴，清肺热，生津液）。

南沙参

(1) 养阴清肺，祛痰止咳（用于肺阴虚的燥热咳嗽）。

(2) 益气（用于热病后气津不足或脾胃虚弱）。

丹参

（反藜芦）

丹参味苦，破积调经，

生新去恶，祛除带崩。

[性味归经] 苦，微寒。归心、肝。

[功用]

(1) 活血调经（活血祛瘀，调经止痛，为妇科调经要药）。

(2) 活血化瘀（治血瘀之心腹疼痛、癥瘕积聚，乃活血化瘀要药）。

(3) 凉血消痈（既凉血又活血，用于疮疡痈肿）。

(4) 清心安神（用于温热病热入营血、烦躁）。

(5) 清心解郁（用于热病神昏、癫痫）。

苦参

（反藜芦）

苦参味苦，痈肿疮疥，

下血肠风，眉脱赤癞。

[性味归经] 苦，寒。归心、肝、胃、大肠、膀胱。

[功用]

(1) 清热燥湿（善清下焦湿热蕴结，如大肠泄痢、肠风下血）。

(2) 杀虫止痒（用于皮肤瘙痒、麻风、疥癣）。

(3) 利尿（用于湿热小便涩痛）。

龙胆

龙胆苦寒，疗眼赤疼，

下焦湿肿，肝经热烦。

[性味归经] 苦，寒。归肝、胆、膀胱。

[功用]

(1) 清热燥湿（清泄下焦肝胆湿热致阴痒、带下、湿疹、黄疸）。

(2) 泻肝火（肝火上炎致目赤头痛、高热抽搐）。

五加皮

（此皮浸酒，轻身延寿，宁得一把五加，不用金玉满车）

五加皮寒，祛痛风痹，

健步坚筋，益精止沥。

[性味归经] 辛、苦，温。归肝、肾。

[功用]

(1) 祛风湿（风湿痹痛兼肾虚有寒尤宜）。

(2) 强筋骨（肝肾亏虚所致腰膝软弱、小儿行迟）。

(3) 利尿（用于水肿、脚气浮肿）。

防己

防己气寒，风湿脚痛，

热积膀胱，消痈散肿。

[性味归经] 苦，寒。归膀胱、肾、脾。

[功用]

(1) 祛风湿止痛（用于热痹）。

(2) 利水消肿（用于水肿，善泄下焦湿热所致脚气肿痛）。

地榆

（如虚寒水泻，切宜忌之）

地榆沉寒，血热堪用，

血痢带崩，金疮止痛。

[性味归经] 苦、酸，微寒。归肝、胃、大肠。

[功用]

(1) 凉血止血（收敛下焦出血所致便血、痔血、血痢、崩漏，为治疗下焦出血要药）。

(2) 解毒敛疮（痈疽肿毒和小面积烫伤要药）。

茯神

（去皮）

茯神补心，善镇惊悸，

恍惚健忘，兼除怒恚❶。

---

❶ 恚（huì）：愤恨。

[性味归经] 甘、淡，平。归心、肺、脾、肾。

[功用] 心神不安，惊悸，健忘，失眠。

远志

（甘草汤浸一宿，去骨，晒干）

远志气温，能驱惊悸，

安神镇心，令人多记。

[性味归经] 苦、辛，微温。归心、肾、肺。

[功用]

(1) 宁心安神（用于惊悸、失眠、健忘，为交通心肾、安神定志之佳品）。

(2) 祛痰开窍（用于痰多咳嗽、痰阻心窍、癫痫抽搐）。

(3) 消散痈肿（用于痈疽疮毒、乳房肿痛）。

酸枣仁

（去核取仁）

酸枣味酸，敛汗驱烦，

多眠用生，不眠用炒。

[性味归经] 甘、酸，平。归心、肝、胆。

[功用]

(1) 养心益肝、安神（多用于心肝血虚，为养心安神要药）。

(2) 敛汗（用于体虚多汗）。

石菖蒲

（去毛，一寸九节者佳，忌铁器）

菖蒲性温，开心利窍，

祛痹除风，出声至妙。

[性味归经] 辛、苦，温。归心、胃。

[功用]

(1) 开窍宁神（开心窍，祛湿浊，醒神志，治痰湿秽浊之邪蒙清窍）。

(2) 化湿和胃（用于湿阻中焦、脘腹胀闷、疼痛）。

柏子仁

（去壳取仁，即柏仁）

柏子味甘，补心益气，

敛汗扶阳，更疗惊悸。

[性味归经] 甘，平。归心、肾、大肠。

[功用]

(1) 养心安神（尤宜于心阴虚，心肾不交之心悸失眠）。

(2) 润肠通便（用于肠燥便秘）。

益智仁

（去壳取仁，研碎）

益智辛温，安神益气，

遗溺遗精，呕逆皆治。

[性味归经] 辛，温。归脾、肾。

[功用]

(1) 肾虚遗尿，小便频数，遗精白浊。

(2) 脾寒泄泻，腹中冷痛，口多唾涎。

甘松

甘松味香，善除恶气，

治体香肌，心腹痛已。

[性味归经] 辛、甘，温。归脾、胃。

[功用]

(1) 理气止痛，开郁醒脾（寒郁气滞，脘腹胀满，食欲不振，呕吐）。

(2) 外用祛湿消肿（脚气肿痛，牙痛）。

小茴香

（盐水炒）

小茴性温，能除疝气，

腹痛腰疼，调中暖胃。

[性味归经] 辛，温。归肝、肾、脾、胃。

[功用]

(1) 散寒止痛（用于寒疝腰痛、睾丸坠痛，为治该症之佳品，少腹冷痛、痛经）。

(2) 理气和中（用于中寒气滞）。

大茴香

(即茴香子，又名八角茴香)

大茴味辛，疝气脚气，

肿痛膀胱，止呕开胃。

[性味归经] 辛，温。归肝、肾、脾、胃。

[功用] 温阳散寒止痛（胃寒呕吐、寒疝腹痛）。

干姜

(纸包水浸，火煨，切片慢火煨至极黑，亦有生用者)

干姜味辛，表解风寒，

炮苦逐冷，虚热尤堪。

[性味归经] 辛，热。归脾、胃、心、肺。

[功用]

(1) 温中散寒（用于脾胃寒证，为温中散寒之要药）。

(2) 回阳通脉（配附子，治亡阳之证，有"附子无姜不热"的说法）。

(3) 温肺化饮（寒饮伏痰咳喘）。

附子

（皮黑，头正圆，一两一枚者佳，面裹火煨，去皮脐，童便浸一宿，慢火煮，晒干密封，旋切片用，亦有该生用者）

附子辛热，性走不守，

四肢厥冷，回阳功有。

[性味归经] 辛、甘，大热，有毒。归心、肾、脾。

[功用]

(1) 回阳救逆（治亡阳证，为回阳救逆要药）。

(2) 补火助阳（阳虚证，助心阳，通心脉，散中焦寒，补益肾阳之火）。

(3) 散寒止痛（寒痹剧痛）。

川乌

（顶歪斜，制同附子。反白及、白蔹、贝母、半夏、瓜蒌）

川乌大热，搜风入骨，

湿痹寒疼，破积之物。

［性味归经］辛、苦，热，大毒。归心、脾、肝、肾。

［功用］

(1) 祛风除湿（祛除风寒湿痹、拘急疼痛）。

(2) 散寒止痛（用于寒湿诸痛）。

木香

（形如枯骨，苦口粘牙者佳）

木香微温，散滞和胃，

诸风能调，行肝泻肺。

［性味归经］辛、苦，温。归脾、胃、大肠、胆。

［功用］

(1) 行气止痛（用于脾胃气滞腹痛、大肠气滞泻下后重）。

(2) 行气调中，疏肝利胆（用于肝胆气滞）。

沉香

沉香降气，暖胃追邪，

通天彻地，卫气为佳。

[性味归经] 辛、苦，温。归脾、胃、肾。

[功用]

(1) 行气止痛（用于寒凝气滞之胸腹胀痛证）。

(2) 降逆止呕（用于胃寒呕吐）。

(3) 温肾纳气（为治肾气虚寒之虚喘证的要药）。

丁香

（雄丁香如钉子长，雌丁香如枣核大。畏郁金）

丁香辛热，能除寒呕，

心腹疼痛，温胃可晓。

[性味归经] 辛，温。归脾、胃、肾。

[功用]

(1) 温中止逆（为治胃寒呕逆之要药）。

(2) 散寒止痛（用于脘腹冷痛）。

(3) 温肾助阳（用于肾虚阳痿）。

砂仁

（去壳取仁。宜后下）

砂仁性温，养胃进食，

止痛安胎，通经破滞。

[性味归经] 辛，温。归脾、胃。

[功用]

(1) 化湿开胃（化湿醒脾，行气温中，用于脾胃气滞证）。

(2) 温脾止泻（吐）（用于脾胃虚寒泻下，可开胃止呕）。

(3) 理气安胎（用于妊娠气滞恶阻及胎动不安）。

荜澄茄

（系嫩胡椒，青时摘取者是）

荜澄茄辛，除胀化食，

消痰止哕，能逐邪气。

[性味归经] 辛、温。入脾、胃、肾、膀胱。

［功用］

(1) 温暖脾胃（胃寒疼痛，以及胃寒引起的呃逆、呕吐、脘腹胀闷等）。

(2) 散寒行气止痛（寒疝疼痛）。

肉桂

（去粗皮，不见火，妊娠用要炒黑，厚者肉桂，薄者官桂。入汤剂宜后下）

> 肉桂辛热，善通血脉，
>
> 腹痛虚寒，温补可得。

［性味归经］辛、甘，热。归肾、脾、心、肝。

［功用］

(1) 补火助阳（补命门之火要药，引火归元）。

(2) 散寒止痛（寒凝血滞所致的脘腹冷痛、胸痹、湿痹痛）。

(3) 温通经脉（寒凝血滞所致的闭经、痛经、阴疽）。

桂枝

桂枝小梗，横行手臂，

止汗舒筋，治手足痹。

[性味归经] 辛、甘，温。归肺、心、膀胱。

[功用]

(1) 发汗解肌（用于外感风寒表证）。

(2) 温经通脉（散寒止痛，用于寒凝血滞痹证、脘腹冷痛、痛经、闭经）。

(3) 通阳化气（温通心阳，化气行水，用于胸痹、痰饮、水肿、心阳不振、脉结代）。

吴茱萸

（去梗，汤泡，微炒）

吴萸辛热，能调疝气，

脐腹寒疼，酸水能治。

[性味归经] 辛，热，小毒。归肝、脾、肾。

[功用]

(1) 散寒止痛（治寒凝肝脉诸痛和治中寒呕逆之要药）。

(2) 疏肝降逆（用于呕吐吞酸）。

(3) 助阳止泻（用于虚寒、脾肾阳虚之五更泄）。

延胡索

（即元胡）

延胡气温，心腹卒痛，

通经活血，跌仆血崩。

[性味归经] 辛、苦，温。归心、肝、脾。

[功用] 活血，行气，止痛（行血中之气滞、气中血滞，专治一身上下诸痛）。

薏苡仁

（一名穿谷米、薏米，去壳取仁）

薏苡味甘，专除湿痹，

筋节拘挛，肺痈肺痿。

[性味归经] 甘、淡，微寒。归脾、胃、肺。

[功用]

(1) 利水渗湿（甘补淡渗，尤适用脾虚

湿滞证）。

(2) 健脾止泻（用于脾虚泄泻）。

(3) 清热排脓（用于肺痈、肠痈，上清肺金、下利肠胃之湿）。

(4) 除痹（用于湿热痹痛、筋脉拘挛）。

肉豆蔻

（一名肉果，面包煨熟切片，纸包捶去油）

> 肉蔻辛温，脾胃虚冷，
>
> 泻痢不休，功可立等。

[性味归经] 辛，温。归脾、胃、大肠。

[功用]

(1) 涩肠止泻（温中暖脾，用于久泻、久痢）。

(2) 温中行气（用于胃胀痛、食少呕吐）。

草豆蔻

> 草蔻辛温，治寒犯胃，
>
> 作痛吐呕，不食能食。

[性味归经] 辛，温。归脾、胃。

[功用]

(1) 燥湿化浊，温中散寒，行气消胀（寒湿内阻，脾胃气滞，脘腹胀满冷痛，不思饮食）。

(2) 温中散寒，降逆止呕（治疗寒湿内盛，胃气上逆之呕吐呃逆）。

诃子

（又名诃黎勒，六棱黑色者佳，火煨去核）

> 诃子味苦，涩肠止痢，
>
> 痰嗽喘急，降火敛肺。

[性味归经] 苦、酸，涩，平。归肺、大肠。

[功用]

(1) 涩肠止泻（用于久泻、久痢、脱肛）。

(2) 敛肺止咳，利咽开音（用于肺虚久咳或失音）。

草果

草果味辛，消食除胀，

截疟逐痰，解瘟辟瘴。

[性味归经] 辛，温。归脾、胃。

[功用]

(1) 燥湿温中（寒湿偏盛之脘腹痞满胀痛，呕吐泄泻）。

(2) 芳香辟浊，温脾燥湿，除痰截疟（治疗疟疾寒热往来，瘟疫发热）。

常山

常山苦寒，截疟除痰，

解伤寒热，水胀能宽。

[性味归经] 苦、辛，寒，有毒。归肺、肝、心。

[功用]

(1) 涌吐痰涎（痰饮停聚，胸膈痞塞）。

(2) 截疟（疟疾）。

高良姜

（结实秋收名红豆蔻，善解酒毒，余治同）

良姜性热，下气温中，

转筋霍乱，酒食能攻。

[性味归经] 辛，热。归脾、胃。

[功用]

(1) 散寒止痛（用于胃寒腹痛）。

(2) 温中止呕（用于胃寒呕吐）。

山楂

（一名糖球子，俗呼山里红，蒸，去核用）

山楂味甘，磨消肉食，

疗疝催疮，消膨健胃。

[性味归经] 酸、甘，微温。归脾、胃、肝。

[功用]

(1) 消食化积（消油腻肉积要药，亦行滞
止泻止痛）。

(2) 行气散瘀（通行气血，化瘀散结止痛，用于瘀阻肿痛）。

(3) 近年用于治疗冠心病、高血脂等。

神曲

（炒黄色）

神曲味甘，开胃进食，
破积逐痰，调中下气。

[性味归经] 甘、辛，温。归脾、胃。

[功用] 消食和胃（饮食积滞证兼外感者尤宜）。

麦芽

（炒，孕妇勿用，恐坠胎元）

麦芽甘温，能消宿食，
心腹膨胀，行血散滞。

[性味归经] 甘，平。归脾、胃、肝。

[功用]

(1) 消食和中（善消淀粉类食积）。

(2) 回乳消胀（散郁行滞，舒肝回乳）。

紫苏子

> 苏子味辛，驱痰降气，
>
> 止咳定喘，更润心肺。

[性味归经] 辛，温。归肺、大肠。

[功用]

(1) 降气化痰，止咳平喘（用于痰壅气逆咳嗽）。

(2) 润肠通便。

白芥子

（微炒）

> 白芥子辛，专化胁痰，
>
> 疟蒸痞块，服之能安。

[性味归经] 辛，温。归肺。

[功用]

(1) 温肺化痰（用于寒痰壅肺、悬饮，善治"皮里膜外之痰"）。

(2) 利气散结，通络止痛（温通经络，祛凝聚于经络之痰所致关节疼痛等）。

甘遂

（醋制后用，反甘草）

甘遂苦寒，破癥消痰，

面浮蛊胀，利水能安。

[性味归经] 苦，寒，有毒。归肺、肾、大肠。

[功用]

(1) 泻下逐饮（治胸肋停饮、水肿、臌胀，为泻水逐饮之峻剂）。

(2) 泻水逐痰涎（治风痰癫痫）。

(3) 消肿散结（用于痈肿疮毒）。

大戟

（反甘草）

大戟甘寒，消水利便，

腹胀癥坚，其功瞑眩。

［性味归经］苦、辛，寒，有毒。归肺、肾、大肠。

［功用］

(1) 泻下逐饮（同甘遂）。

(2) 消肿散结（同甘遂，亦用瘰疬痰核）。

芫花

（反甘草）

芫花寒苦，能消胀蛊，

利水泻湿，止咳痰吐。

［性味归经］苦、辛，寒，有毒。归肺、脾、肾。

［功用］

(1) 泻水逐饮，祛痰止咳（水肿胀满，胸腹积水，痰饮积聚，气逆咳喘，二便不利）。

(2) 外用杀虫疗疮（疥癣秃疮，痈肿，冻疮）。

商陆

(一名章柳)

商陆辛甘，赤白各异，

赤者消肿，白利水气。

[性味归经] 苦，寒，有毒。归肺、脾、肾、大肠。

[功用]

(1) 逐水消肿，通利二便（水肿胀满，二便不利）。

(2) 外用解毒散结（痈肿疮毒）。

海藻

(反甘草)

海藻咸寒，消瘿散疬，

除胀破癥，利水通闭。

[性味归经] 咸，寒。

[功用] 消痰软坚，利水消肿（用于瘿瘤、瘰疬）。

牵牛子

（黑者属水力速，白者属金力迟，并取头末用）

牵牛苦寒，利水消肿，

蛊胀痃癖，散滞除壅。

[性味归经] 苦，寒，有毒。归肺、肾、大肠。

[功用]

(1) 泻水通便（水肿胀满，二便不通）。

(2) 消痰涤饮（痰饮积聚，气逆喘咳）。

葶苈子

（隔纸略炒）

葶苈辛苦，利水消肿，

痰咳癥瘕，治喘肺痈。

[性味归经] 苦，辛，大寒。归肺、膀胱。

[功用]

(1) 泻肺平喘（泻肺气之实，清泻肺中痰火、痰饮，用于痰涎壅盛咳嗽）。

(2) 利水消肿（泻肺气而通调水道，用于胸腹积水实证）。

瞿麦

瞿麦辛寒，专治淋病，

且能堕胎，通经立应。

［性味归经］苦，寒。归心、小肠、膀胱。

［功用］

(1) 利尿通淋（用于热淋）。

(2) 活血通经（闭经、月经不调）。

三棱

（去毛，火煨，切片，醋炒，常与三棱配伍）

三棱味苦，利血消癖，

气滞作痛，虚者当忌。

［性味归经］辛、苦，温。归肝、脾。

［功用］

(1) 破血行气，消癥止痛（用于血瘀气滞之经闭、心腹痛，为破血消癥要药）。

(2) 消积止痛（治食积气滞，脘腹胀痛）。

五灵脂

五灵味甘，血痢腹痛，

止血用炒，行血用生。

[性味归经] 苦、甘，温。归肝、脾。

[功用]

(1) 化瘀止血（用于瘀血内阻所致的出血证）。

(2) 活血止痛（治血瘀诸痛要药）。

(3) 消积（用于小儿疳积）。

莪术

（去根，火煨，切片，醋炒）

莪术温苦，善破癥癖，

止渴消瘀，通经最宜。

[性味归经] 辛、苦，温。归肝、脾。

[功用]

(1) 破血行气，消癥止痛（用于血瘀气滞之经闭、心腹痛，为破血消癥要药）。

(2) 消积止痛（食积气滞，脘腹胀痛）。

干漆

（捣砂炒，令烟尽，生则损人伤胃）

干漆辛温，通经破瘕，

追积杀虫，效如奔马。

[性味归经] 苦、辛，温，有毒。归肺、
肝、心。

[功用]

(1) 破瘀血（妇女闭经，瘀血癥瘕）。

(2) 杀虫（虫积腹痛）。

蒲黄

蒲黄味甘，逐瘀止崩，

补血须炒，破血用生。

[性味归经] 甘、辛，平。归肝、心。

[功用]

(1) 化瘀（兼止痛，用于瘀滞心腹疼痛）。

(2) 止血（化瘀止血，用于各种出血）。

(3) 利尿（利尿通淋，用于血淋）。

苏木

苏木甘咸，能行瘀血，

产后月经，兼治仆跌。

[性味归经] 甘、咸，平。归心、肝、脾。

[功用]

(1) 活血祛瘀（跌打损伤，骨折筋伤，血滞经闭痛经）。

(2) 消肿止痛（瘀滞肿痛，产后瘀阻，胸腹刺痛，痈疽肿痛）。

桃仁

（汤浸，尖皮皆去尽，研如泥）

桃仁甘寒，能润大肠，

通经破瘀，血瘕堪尝。

[性味归经] 苦、甘，平，小毒。归心、肝、大肠。

[功用]

(1) 活血祛瘀（有破血之功，用于多种血瘀证）。

(2) 消痈排脓（用于肺痈、肠痈）。

(3) 润肠通便，止咳平喘（同杏仁、核桃仁）。

姜黄

姜黄味辛，消痈破血，

心腹结痛，下气最捷。

[性味归经] 辛、苦，温。归肝、脾。

[功用]

(1) 破血行气（用于血瘀气滞证）。

(2) 通络止痛（行肢臂而通痹止痛，用于风寒湿痹证）。

郁金

郁金味苦，破血生肌，

血淋溺血，郁结能舒。

[性味归经] 辛、苦，寒。归肝、心、胆。

[功用]

(1) 活血行气，解郁止痛（用于血瘀气滞之胸肋腹痛，止痛力不及延胡索）。

(2) 清心解郁（用于热病神昏、癫痫）。

(3) 凉血止血（顺气降火以凉血止血，用于肝郁化火，气火上逆而吐血、妇女倒经）。

(4) 利胆退黄。

金银花

（一名忍冬，一名鹭鸶藤，一名金钗股，一名老翁须）

金银花甘，疗痈无对，

未成则散，已成则溃。

[性味归经] 甘，寒。归肺、心、胃。

[功用]

(1) 清热解毒（用于疮痈肿毒，凉血以止热毒血痢）。

(2) 疏散风热（温病初起、外感风热）。

漏芦

（一名野兰）

漏芦性温，祛恶疮毒，

补血排脓，生肌长肉。

[性味归经] 苦，寒。归胃。

[功用]

(1) 清热解毒，消痈散结（乳痈肿痛，痈疽发背，瘰疬疮毒）。

(2) 通经下乳（乳汁不通）。

(3) 舒筋通脉（湿痹拘挛）。

藜芦

藜藜味苦，疗疮瘙痒，

白癜头疮，翳除目朗。

[性味归经] 苦、辛，寒，有毒。归肺、肝、胃。

[功用]

(1) 涌吐风痰（中风、癫痫、喉痹、误食毒物）。

084

(2) 外用杀虫止痒（疥癣、白秃、头虱、体虱）。

白及

白及味苦，功专收敛，

肿毒疮疡，外科最善。

[性味归经] 苦、甘，涩，微寒。归肺、胃、肝。

[功用]

(1) 收敛止血（收敛止血要药，常与三七配伍，善治肺胃出血）。

(2) 消肿生肌（用于疮疡肿毒、肛裂、手足皲裂）。

蛇床子

蛇床辛苦，下气温中，

恶疮疥癞，逐瘀祛风。

[性味归经] 辛、苦，温，有小毒。归肾。

[功用]

(1) 燥湿祛风，杀虫止痒（阴痒，疥癣，湿疹瘙痒）。

(2) 助阳散寒（寒湿带下，湿痹腰痛）。

(3) 温肾壮阳（肾虚阳痿，宫冷不孕）。

天麻

天麻味辛，能驱头眩，

小儿惊痫，拘挛瘫痪。

[性味归经] 甘，平。归肝。

[功用]

(1) 息风止痉（功善止痉息风，而甘润不烈，用治各种病因之肝风内动）。

(2) 平抑肝阳（为止眩晕之良药）。

(3) 祛风通络（祛外风，通经络，用于治疗肢体麻木、痉挛抽搐、风湿痹痛）。

白附子

白附辛温，治面百病，

血痹风疮，中风痰症。

[性味归经] 辛、甘，温，有毒。归胃、肝。

[功用]

(1) 燥湿化痰、祛风止痉（祛风痰解痉，药性上行，用于头面诸疾）。

(2) 解毒散结止痛（同半夏）。

全蝎

（去毒）

全蝎味辛，却风痰毒，

口眼㖞斜，风痫发搐。

[性味归经] 辛，平，有毒。

[功用]

(1) 息风止痉（用于痉挛、抽搐）。

(2) 攻毒散结（瘰疬结核、疮疡）。

(3) 通络止痛（治风湿顽痹、顽固性偏头痛）。

蝉蜕

> 蝉蜕甘平，消风定惊，
>
> 杀疳除热，退翳侵睛。

[性味归经] 甘，寒。归肺、肝。

[功用]

(1) 发散风热（利咽以开音，用于外感风热、咽痛音哑）。

(2) 透疹止痒。

(3) 祛风止痉（多用于小儿惊痫夜鸣、破伤风）。

僵蚕

（去丝酒炒）

> 僵蚕味咸，诸风惊痫，
>
> 湿痰喉痹，疮毒瘰痕。

[性味归经] 咸、辛，平。归肝、肺。

[功用]

(1) 息风止痉（息肝风，止痉挛抽搐，兼可化痰，故对惊风、癫痫挟有痰热者尤宜）。

(2) 祛风止痛（风中经络，口眼㖞斜，风热头痛，目赤肿痛，咽肿或风疹瘙痒）。

(3) 化痰散结（用于痰核、瘰疬）。

蜈蚣

（头足赤者佳，炙黄，去头足）

蜈蚣味辛，蛇虺恶毒，

止痉除邪，堕胎逐瘀。

[性味归经] 辛，温，有毒。归肝。

[功用]

(1) 息风止痉，搜风通络（肝风内动，痉挛抽搐，中风口㖞，风湿顽痹，顽固性偏正头痛，破伤风）。

(2) 攻毒散结（疮疡，瘰疬，蛇虫咬伤）。

木鳖

木鳖甘寒，能追疮毒，

乳痈腰疼，消肿最速。

[性味归经] 苦、微甘，凉。归肝、脾、胃。

［功用］攻毒疗疮，消肿散结（疮痈肿痛，瘰疬痰核）。

蜂房

蜂房咸苦，惊痫瘛疭，

牙疼肿毒，瘰疬肺痈。

［性味归经］甘，平。归胃。

［功用］

(1) 攻毒杀虫，攻坚破积（疮疡肿毒，乳痈，瘰疬，癌肿）。

(2) 祛风止痛、止痒（皮肤顽癣，鹅掌风，牙痛，风湿痹痛）。

花蛇

（口有四獠牙，头戴二十四朵花，尾上有个佛指甲，是出蕲州者佳）

花蛇温毒，瘫痪㖞斜，

大风疥癞，诸毒称佳。

［性味归经］甘、咸，温，有毒。归肝经。

［功用］

(1) 祛风止痒（以毒攻毒，用于麻风、疥癣、皮肤瘙痒）。

(2) 定惊止痉（为治惊风抽搐要药）。

蛇蜕

> 蛇蜕辟恶，能除翳膜，
>
> 肠痔蛊毒，惊痫搐搦。

［性味归经］咸、甘，平。归肝。

［功用］

(1) 祛风定惊（小儿惊风，抽搐痉挛）。

(2) 退翳（翳障）。

(3) 解毒（疗肿）。

槐花

> 槐花味苦，痔漏肠风，
>
> 大肠热痢，更杀蛔虫。

［性味归经］苦，微寒。归肝、大肠。

［功用］

(1) 凉血止血（善清大肠之火热而凉血止血，与地榆配伍，擅治便血、痔血）。

(2) 清肝明目（用于肝火上炎之目赤头痛）。

牛蒡子

（一名大力子，一名恶实）

鼠粘子辛，能除疮毒，

瘾疹风热，咽疼可逐。

［性味归经］辛、苦，寒。归肺、胃。

［功用］

(1) 发散风热（用于外感风热，症见咳嗽、吐痰不利）。

(2) 宣肺透疹（用于风热麻疹初起，透发不畅。）。

(3) 利咽散结（利咽以消肿，用于风热咽肿）。

(4) 解毒消肿（用于疮痈、疟腮）。

茵陈

> 茵陈味苦，退疸除黄，
>
> 泻湿利水，清热为凉。

[性味归经] 苦，寒。归脾、胃、肝、胆。

[功用]

(1) 清利湿热，利胆退黄（湿热蕴结肝胆所致黄疸之要药，兼治阴黄）。

(2) 亦用于湿温、湿疮、湿疹。

红花

> 红花辛温，最消瘀热，
>
> 多则通经，少则养血。

[性味归经] 辛，温。归心、肝。

[功用]

(1) 活血通经（用于血瘀痛经、经闭、产后瘀滞腹痛）。

(2) 祛瘀止痛（祛瘀消癥，消肿止痛，用于跌打损伤、瘀阻）。

(3) 活血化斑（用于血热瘀滞、斑疹紫暗）。

蔓荆子

> 蔓荆子苦，头疼能治，
>
> 拘挛湿痹，泪眼可除。

[性味归经] 辛、苦，微寒。归膀胱、肝、胃。

[功用]

(1) 发散风热（祛风止痛，多用于头痛、偏头痛、风湿痹痛）。

(2) 清利头目（目赤肿痛，目昏多泪）。

马兜铃

> 兜铃苦寒，能熏痔漏，
>
> 定喘消痰，肺热久嗽。

[性味归经] 苦，微寒。归肺、大肠。

[功用]

(1) 清热降气，化痰（肺热咳喘，痰中带血）。

(2) 清肠消痔（肠热痔血，痔疮肿痛）。

百合

（清心宜生用，润肺宜蜜炙）

百合味甘，安心定胆，

止嗽消浮，痈疽可啖。

[性味归经] 甘，寒。归肺、心。

[功用]

(1) 养阴润肺止咳（用于肺阴虚的燥热咳嗽、咳中带血）。

(2) 清心安神（养心气，治热病后失眠、多梦、虚烦惊悸）。

秦艽

（新好罗纹者佳）

秦艽微寒，除湿荣筋，

肢节风痛，下血骨蒸。

[性味归经] 苦，微寒。归胃、肝、胆。

[功用]

(1) 祛风湿，舒经络（治风温痹痛、手足不遂、筋脉拘挛，对兼热者尤宜）。

(2) 退虚热（治骨蒸、小儿疳热）。

(3) 清湿热（治湿热黄疸）。

紫菀

（去头）

紫菀苦辛，痰喘咳逆，

肺痈吐脓，寒热并济。

[性味归经] 辛、苦，温。归肺。

[功用] 润肺下气，辛开肺郁，化痰浊而止咳（痰多喘咳，新久咳嗽，劳嗽咳血）。

款冬花

（要嫩茸，去木）

款花甘温，理肺消痰，

肺痈喘咳，补劳除烦。

[性味归经] 辛、甘，温。归肺。

[功用] 润肺下气，止咳化痰（喘咳痰多，劳嗽咳血）。

旋覆花

（诸花皆升，唯旋覆降）

金沸草寒，消痰止嗽，

明目祛风，逐水尤妙。

[性味归经] 苦、辛、咸，微温。归肺、脾、胃、大肠。

[功用]

(1) 降气化痰（用于痰饮壅肺或痰饮蓄结证）。

(2) 降逆止呕（用于嗳气、呕吐）。

桑白皮

（风寒新嗽生用，虚劳久嗽，蜜水炒用，去红皮）

桑皮甘辛，止嗽定喘，

泻肺火邪，其功不少。

[性味归经] 甘，寒。归肺。

[功用]

(1) 泻肺平喘（清泻肺热，兼能泻肺中水气而止咳平喘，用于肺热咳喘）。

(2) 利水消肿（降肺气通调水道，用于水肿）。

苦杏仁

（单仁者，泡去皮尖，麸炒入药，双仁者有毒，杀人，勿用）

> 杏仁温苦，风寒喘嗽，
>
> 大肠气闭，便难切要。

［性味归经］苦，微寒，有小毒。归肺、大肠。

［功用］

(1) 止咳平喘（善降肺气，又可宣肺气而止咳平喘，为治咳喘要药）。

(2) 润肠通便。

乌梅

> 乌梅酸温，收敛肺气，
>
> 止渴生津，能安泻痢。

［性味归经］酸、涩，平。归肝、脾、肺、

大肠。

[功用]

(1) 敛肺止咳（用于肺虚久咳）。

(2) 涩肠止泻（用于久泻久痢）。

(3) 生津止渴（用于虚热消渴）。

(4) 安蛔止痛（极酸，用于蛔厥腹痛、呕吐）。

天花粉

> 天花粉寒，止渴祛烦，
>
> 排脓消毒，善除热痈。

[性味归经] 甘、微苦，微寒。归肺、胃。

[功用]

(1) 清热生津（润肺燥，用于热病口渴、消渴）。

(2) 消肿排脓（用于痈肿疮痈）。

瓜蒌仁

（去壳用仁，重纸包，砖压糁之，只一度去油用）

> 瓜蒌仁寒，宁嗽化痰，

伤寒结胸，解渴止烦。

[性味归经] 甘，寒。归肺、胃、大肠。

[功用] 润肺化痰，滑肠通便（适用于燥咳痰黏、肠燥便秘）。

密蒙花

（酒洗，蒸过晒干）

密蒙花甘，主能明目，

虚翳青盲，服之效速。

[性味归经] 甘，微寒。归肝。

[功用]

(1) 清泻肝火，明目退翳（目赤肿痛，羞明多泪，目生翳膜）。

(2) 清肝、养肝明目（肝虚目暗，视物昏花）。

菊花

（家园内味甘黄小者佳，去梗）

菊花味甘，除热祛风，

头晕目赤，收泪殊功。

[性味归经] 苦、辛，微寒。归肺、肝。

[功用]

(1) 疏散肺经风热（风热感冒，温病初起）。

(2) 清肝热，平肝阳（肝阳上亢，头痛眩晕）。

(3) 疏散肝经风热，又能清泻肝热以明目（目赤肿痛，眼目昏花）。

(4) 清热解毒（疮痈疔肿，咽痛目赤）。

木贼

木贼味甘，益肝退翳，

能止月经，更消积聚。

[性味归经] 甘、苦，平。归肺、肝。

[功用]

(1) 疏散风热，明目退翳（风热目赤，迎风流泪，目生云翳）。

(2) 止血（出血证，止血力弱多配伍使用）。

决明子

决明子甘，能祛肝热，

目疼收泪，仍止鼻血。

[性味归经] 甘、苦、咸，微寒。归肝、肾、大肠。

[功用]

(1) 清肝明目(清肝火，平肝阳。用于目赤、头痛)。

(2) 润肠通便。

犀角

(水牛角代)

犀角酸寒，化毒辟邪，

解热止血，消肿毒蛇。

[性味归经] 苦、咸，寒。归心、肝、胃。

[功用]

(1) 清热凉血消斑（用于热入营血，高热不退，斑疹，血热吐衄）。

(2) 解毒（疮痈，热毒喉痹）。

羚羊角

羚羊角寒，明目清肝，

却惊解毒，神智能安。

[性味归经] 咸，寒。归肝、心。

[功用]

(1) 平肝息风（清肝热，治肝风，宜治热极生风，治肝风内动、惊痫抽搐要药）。

(2) 清肝明目（治肝阳上亢，肝火上炎之头晕目眩、目赤头痛）。

(3) 清热解毒（用于温病壮热、神昏、热毒发斑）。

(4) 清肺止咳（用于肺热咳嗽）。

龟甲

（即败龟板）

龟甲味甘，滋阴补肾，

逐瘀续筋，更医颅囟。

[性味归经] 甘、咸，寒。归肝、肾、心。

［功用］

(1) 滋阴潜阳（滋肝肾之阴退内热，平肝阳息内风）。

(2) 益肾健骨（用于肾虚骨痿，小儿囟门不合）。

(3) 固经止血（固冲任，清热止血，用冲任不固的崩漏、月经过多）。

(4) 养血补心（用于心虚惊悸、失眠、多梦）。

鳖甲

（去裙，蘸醋炙黄）

鳖甲酸平，劳嗽骨蒸，

散瘀消肿，祛痞除崩。

［性味归经］咸，寒。归肝、肾。

［功用］

(1) 滋阴潜阳（滋阴清热，潜阳息风，为治阴虚发热要药）。

(2) 软坚散结（用于癥瘕积聚、疟母）。

海蛤

　　　　海蛤味咸，清热化痰，

　　　　胸痛水肿，坚软结散。

[性味归经] 苦、咸，寒。归肺、肾、胃。

[功用]

(1) 清肺热，化痰浊（痰火咳嗽，胸胁疼痛，痰中带血）。

(2) 清热化痰，软坚散结（瘰疬，瘿瘤，痰核）。

(3) 制酸止痛（胃痛吞酸）。

(4) 外用收湿敛疮（湿疹，烧烫伤）。

桑寄生

　　　　桑上寄生，风湿腰痛，

　　　　安胎止崩，疮疡亦用。

[性味归经] 苦、甘，平。归肝、肾。

[功用]

(1) 祛风湿，益肝肾，强筋骨（风湿痹痛，腰膝酸软）。

(2) 安胎（固冲任而安胎，治胎漏下血、胎动不安）。

火麻仁

（微炒，砖擦去壳，取仁，打碎入煎）

火麻味甘，下乳催生，

润肠通结，小水能行。

[性味归经] 甘，平。归脾、大肠。

[功用] 润肠通便（又兼滋养补虚，治肠燥便秘）。

山豆根

（俗名金锁匙）

山豆根苦，疗咽肿痛，

敷蛇虫伤，可救急用。

[性味归经] 苦，寒。归肺、胃。

[功用]

(1) 清热解毒，利咽消肿（用于咽喉肿痛，为治热毒咽喉肿痛第一要药）。

(2) 清胃、肺、胆热（牙龈肿痛，湿热黄疸，肺热咳嗽）。

益母草

（一名茺蔚子）

益母草甘，女科为主，
产后胎前，生新祛瘀。

[性味归经] 苦、辛，微寒。归肝、心、膀胱。

[功用]

(1) 活血祛瘀（活血调经，祛瘀生新，为妇科经产要药）。

(2) 利水消肿（活血利尿）。

(3) 清热解毒（用于疮痈肿毒、皮肤痒疹）。

紫草

紫草苦寒，能通九窍，
利水消膨，痘疹最要。

[性味归经] 甘、咸，寒。归心、肝。

［功用］

(1) 清热凉血，活血透疹（用于斑疹紫黑、麻疹不透）。

(2) 解毒（用于痈疽、湿疹瘙痒）。

凌霄花

紫葳味酸，调经止痛，

崩中带下，癥瘕通用。

［性味归经］甘、酸，寒。归肝、心包。

［功用］

(1) 活血破瘀，通脉，散癥瘕，消肿痛（血滞经闭，月经不调，癥瘕，产后乳肿，跌打损伤）。

(2) 清热凉血，又能祛风止痒（风疹发红，皮肤瘙痒，痤疮）。

地肤子

（一名铁扫帚子）

地肤子寒，去膀胱热，

皮肤瘙痒，除湿甚捷。

[性味归经] 苦，寒。归膀胱。

[功用]

(1) 清热利湿（用于热淋）。

(2) 止痒（祛风止痒，用于风疹、皮肤瘙痒、阴痒）。

苦楝皮

> 楝根性寒，能追诸虫，
>
> 疼痛立止，积聚立通。

[性味归经] 苦，寒，有毒。归肝、脾、胃。

[功用]

(1) 杀虫（蛔虫病，蛲虫病，虫积腹痛）。

(2) 清热燥湿，疗癣（疥癣瘙痒）。

椿根皮

（去粗皮，取二层白皮，切片酒炒）。

> 椿根味苦，泻痢带崩，
>
> 肠风痔漏，燥湿涩精。

[性味归经] 苦，寒。归胃、大肠。

［功用］

(1) 燥湿涩肠，止血（主治赤白久痢、痔疾泻血）。

(2) 杀虫（杀蛔虫）。

泽兰

泽兰甘苦，痈肿能消，

打仆伤损，肢体虚浮。

［性味归经］苦、辛，微温。归肝、脾。

［功用］

(1) 活血调经（血瘀月经不调，经闭痛经，产后瘀阻腹痛）。

(2) 消肿止痛、消痈散结（跌打伤痛，疮痈肿毒）。

(3) 利水消肿（水肿，腹水）。

皂荚

（去弦子粗皮，不蛀者佳）

牙皂味辛，通关利窍，

敷肿痛消，吐风痰妙。

[性味归经] 辛、咸，温，有小毒。归肺、大肠。

[功用]

(1) 祛痰开窍（中风口噤，昏迷不醒，癫痫痰盛，关窍不通，痰阻喉痹）。

(2) 通利气道，软胶结之痰（顽痰喘咳，咳痰不利）。

(3) 通肺及大肠之气（大便燥结）。

(4) 散结消肿（痈肿）。

芜荑

芜荑味辛，驱邪杀虫，

痔瘿癣疥，化食除风。

[性味归经] 辛、苦，温。归脾、胃。

[功用] 杀虫消积（虫积腹痛，小儿疳积）。

雷丸

（赤者杀人，白者佳，甘草煎水泡一宿）。

雷丸味苦，善杀诸虫，

癫痫蛊毒，治儿有功。

[性味归经] 微苦，寒。归胃、大肠。

[功用] 杀虫消积（绦虫病，钩虫病，蛔虫病，虫积腹痛，小儿疳积）。

胡麻仁

（一名巨胜，黑者佳，又名黑芝麻）。

胡麻仁甘，疗肿恶疮，

熟补虚损，筋壮力强。

[性味归经] 甘，平。归肺、脾、肝、肾。

[功用]

(1) 补肝肾，益精血，乌须明目（精血亏虚，头晕眼花，耳鸣耳聋，须发早白，病后脱发）。

(2) 润肠通便（肠燥便秘）。

苍耳子

苍耳子苦，疥癣细疮，

驱风湿痹，瘙痒堪尝。

[性味归经] 辛、苦，温，小毒。归肺。

[功用]

(1) 祛风解表，宣通鼻窍（治鼻渊之要药，治风寒头痛之常品）。

(2) 除湿止痛，止痒（祛风通络，用于痹证、风疹瘙痒）。

蕤仁

蕤仁味甘，风肿烂弦，

热胀胬肉，眼泪立瘥。

[性味归经] 甘，寒。归心、肝。

[功用] 祛风清热明目（主治风热、肝热所致的目赤肿痛，目暗羞明，眦烂多泪）。

青葙子

青葙子苦，肝脏热毒，

暴发赤癍，青盲可服。

[性味归经] 苦，微寒。归肝。

[功用]

(1) 清泻肝火，明目退翳（肝热目赤，目生翳膜，视物昏花）。

(2) 平抑肝阳（肝火眩晕）。

谷精草

（一名戴星草）。

谷精草辛，牙齿风痛，

口疮咽痹，眼翳通用。

［性味归经］辛、甘，平。归肝、肺。

［功用］

(1) 疏散头面风热，明目退翳（风热目赤，
肿痛羞明，目生翳膜）。

(2) 疏散风热，止痛（风热头痛）。

白薇

白薇大寒，疗风治疟，

人事不知，鬼邪堪却。

［性味归经］苦、咸，寒。归胃、肝、肾。

［功用］

(1) 退虚热、凉血（阴虚发热，骨蒸劳热，

产后血虚发热，温邪伤营发热）。

(2) 利尿通淋（热淋，血淋）。

(3) 清热解毒，消肿疗疮（痈疽肿毒，蛇虫咬伤，咽喉肿痛）。

白蔹

（内用、外用均可）。

白蔹微寒，儿疟惊痫，

女阴肿痛，痈疔可啖。

[性味归经] 苦，微寒。归心、胃。

[功用]

(1) 清热解毒，消痈散结，敛疮生肌，消肿止痛（痈疽发背，疔疮，瘰疬）。

(2) 清解火热毒邪，敛疮生肌止痛（烧烫伤，手足皲裂）。

青蒿

青蒿气寒，童便熬膏，

虚寒盗汗，除骨蒸劳。

[性味归经]苦、辛，寒。归肝、胆、肾。

[功用]

(1) 清虚热（善于滋阴清热）。

(2) 凉血（凉血退热，用于热病伤阴）。

(3) 解暑（治暑热外感要药）。

(4) 截疟（用于疟疾）。

白茅根

茅根味甘，通关逐瘀，

止吐衄血，客热可去。

[性味归经]甘，寒。归肺、胃、膀胱。

[功用]

(1) 凉血止血（用于血热出血证）。

(2) 清热利尿（用于淋证、水肿、小便不利、湿热黄疸）。

(3) 清热生津止渴（用于热病烦渴、胃热呕吐、肺热咳嗽）。

大蓟、小蓟

大小蓟苦，消肿破血，

吐衄咳唾，崩漏可啜。

[性味归经] 苦、甘，凉。归心、肝。

[功用]

(1) 凉血止血（治血热出血证之要药）。

(2) 散瘀解毒消痈（热毒痈疡）。

枇杷叶

（布拭去毛）

枇杷叶苦，偏理肺脏，

吐哕不已，解酒清上。

[性味归经] 苦，微寒。归肺、胃。

[功用]

(1) 清肺化痰，止咳平喘（肺热咳嗽，气逆喘急）。

(2) 清胃热，降胃气（胃热呕吐，哕逆，烦热口渴）。

木律

（一名胡桐泪，胡杨的树脂）

木律大寒，口齿圣药，

瘰疬能治，心烦可却。

[性味归经] 咸、苦，大寒。归胃。

[功用]

(1) 清热（咽喉肿痛，齿痛，牙宣，牙疳，骨槽风）。

(2) 化痰软坚（瘰疬）。

射干

（一名乌翣根）

射干味苦，逐瘀通经，

喉痹口臭，痈毒堪凭。

[性味归经] 苦，寒。归肺。

[功用]

(1) 清热解毒利咽（为治咽喉肿痛之要药）。

(2) 祛痰（治痰壅咳喘）。

鬼箭羽

（一名卫茅）

鬼箭羽苦，通经堕胎，

杀虫祛结，止痛驱邪。

[性味归经] 苦、辛，寒。归肝、脾。

[功用]

(1) 破血通经（癥瘕结块，心腹疼痛，闭经，痛经，崩中漏下，产后瘀滞腹痛，恶露不下）。

(2) 解毒消肿（关节痹痛，疮肿，跌打伤痛）。

(3) 杀虫（虫积腹痛）。

夏枯草

（冬至后发生，夏至时枯瘁）

夏枯草苦，瘰疬瘿瘤，

破癥散结，湿痹能瘳。

[性味归经] 辛、苦，寒。归肝、胆。

[功用]

(1) 清肝明目（目赤肿痛，头痛眩晕，目珠疼痛)。

(2) 消肿散结 (用于瘿瘤、淋巴结肿大)。

卷柏

> 卷柏味苦, 癥瘕血闭,
>
> 风眩痿躄, 更驱鬼疰。

[性味归经] 辛, 平。归肝、心。

[功用]

(1) 活血通经 (经闭痛经, 癥瘕痞块, 跌仆损伤)。

(2) 炭化瘀止血 (吐血,崩漏,便血,脱肛)。

马鞭

> 马鞭味苦, 破血通经,
>
> 癥瘕痞块, 服之最灵。

[性味归经] 苦、辛, 微寒。归肝。

(1) 清热解毒 (咽喉肿痛, 牙龈肿痛, 湿热黄疸)。

(2) 活血通经 (血瘀经闭, 癥瘕痈疮)。

(3) 利水消肿（小便不利，水肿）。

(4) 截疟（疟疾）。

鹤虱

鹤虱味苦，杀虫追毒，

心腹卒痛，蛔虫堪逐。

[性味归经] 苦、辛，平。归脾、胃。

[功用] 杀虫消积（虫积腹痛，小儿疳积）。

白头翁

白头翁温，散癥逐血，

瘿疬疮疝，止痛百节。

[性味归经] 苦，寒。归大肠。

[功用]

(1) 清热解毒（疮痈肿毒）。

(2) 凉血止痢（治热毒血痢之良药）。

墨旱莲

旱莲草甘，生须黑发，

赤痢可止，血流可截。

[性味归经] 甘、酸，寒。归肝、肾经。

[功用]

(1) 滋补肝肾（头晕目眩，须发早白，肾虚齿痛）。

(2) 凉血止血（吐衄咳血，尿血崩漏）。

(3) 祛湿止痒（阴痒，白浊，赤白带下）。

山慈菇

慈菇辛苦，疗肿痛疽，

恶疮瘾疹，蛇虺并施。

[性味归经] 甘、微辛，凉。归肝、脾。

[功用]

(1) 清热解毒（痈肿疔毒，蛇虫咬伤）。

(2) 化痰散结（瘰疬痰核，癥瘕痞块）。

地榆

（取里面白皮，切片晒干）

榆皮味甘，通水除淋，

能利关节，敷肿痛定。

[性味归经] 苦、酸，微寒。归肝、胃、大肠。

[功用]

(1) 凉血止血（收敛下焦出血所致便血、痔血、血痢、崩漏，收敛下焦出血要药）。

(2) 解毒敛疮（痈疽肿毒和小面积烫伤要药）。

钩藤

（苗类钩钓，故曰钩藤）

钩藤微寒，疗儿惊痫，

手足瘈疭，抽搐口眼。

[性味归经] 甘，微寒。归肝，心包。

[功用]

(1) 息风止痉（多用于小儿）。

(2) 清热平肝（用于肝阳上亢所致头晕、头痛）。

(3) 凉肝止惊（用治小儿夜啼）。

豨莶草

(蜜同酒浸，晒为丸服)

豨莶味甘，追风除湿，

聪耳明目，乌须黑发。

[性味归经] 辛、苦，寒。归肝、肾。

[功用]

(1) 祛风湿，利关节(风湿痹痛，筋骨无力，腰膝酸软，四肢麻木，中风半身不遂)。

(2) 解毒(风疹，湿疮，痈肿疮毒)。

葵花

葵花味甘，带痢两功，

赤治赤者，白治白同。

[性味归经] 甘，寒。归膀胱、大肠。

[功用]和血润燥，通利二便(带下，痢疾)。

辛夷

(去心毛)

辛夷味辛，鼻塞流涕，

香臭不闻，通窍之剂。

[性味归经] 辛，温。归肺、胃。

[功用] 发散风寒，宣通鼻窍（通窍止痛，用于风寒头痛鼻塞，为治鼻渊之头痛鼻塞、浊涕常流，乃不闻香臭之要药）。

千金子

（一名千金子，一名拒冬实，去皮壳，取仁，纸包，压去油）

> 续随子辛，恶疮蛊毒，
>
> 通经消积，不可过服。

[性味归经] 苦，微温。归肝经。

[功用]

(1) 祛斑（白癜）。

(2) 解毒（蝎蜇伤）。

海桐皮

> 海桐皮苦，霍乱久痢，
>
> 疳匿疥癣，牙疼亦治。

[性味归经] 苦、辛，平。归肝。

[功用]

(1) 祛风湿，通络止痛（风湿痹证）。

(2) 杀虫止痒（疥癣，湿疹）。

石楠

（一名鬼目）

石楠藤辛，肾衰脚弱，

风淫湿痹，堪为妙药。

[性味归经] 辛、苦，平。归肝、肾。

[功用] 祛风止痛（头风头痛，腰膝无力，风湿筋骨疼痛）。

鬼臼

鬼臼有毒，辟瘟除恶，

虫毒鬼疰，风邪可却。

[性味归经] 苦、辛，平。归肺、脾、肝。

[功用]

(1) 祛痰散结（瘰疬、咳嗽、吐血、胃痛、

126

瘿瘤)。

(2) 解毒祛瘀 (痈肿、疔疮、跌打损伤、蛇伤)。

大青叶

> 大青气寒, 伤寒热毒,
>
> 黄汗黄疸, 时疫宜服。

[性味归经] 苦, 大寒。归心、肺、胃。

[功用]

(1) 清热解毒 (疮痈肿毒、口疮咽痛。表里两清, 也用于外感风热)。

(2) 凉血消斑 (热入营血、高热斑疹, 善清血营之热)。

侧柏叶

> 侧柏叶苦, 吐衄崩痢,
>
> 能生须眉, 除湿之剂。

[性味归经] 苦、涩, 寒。归肺、肝、脾。

[功用]

(1) 凉血止血（吐血、衄血、咳血、便血、崩漏下血）。

(2) 化痰止咳（肺热咳嗽，咯痰黄稠）。

(3) 生发乌发（血热脱发，须发早白）。

槐实

（即槐角黑子也）

槐实味苦，阴疮湿痒，

五痔肿疼，止涎极莽。

[性味归经] 苦，寒。归肝、大肠。

[功用] 清热泻火，凉血止血（肠热便血，痔疮肿痛出血，肝热头痛眩晕，目赤肿痛）。

瓦楞子

（即蚶子壳，火煅醋淬）

瓦楞子咸，妇人血块，

男子痰癖，癥瘕可瘥。

[性味归经] 咸，平。归肺、胃、肝。

［功用］

(1) 消痰化瘀，软坚散结（顽痰胶结，黏稠难咯，瘿瘤，瘰疬，癥瘕痞块）。

(2) 制酸止痛（胃痛泛酸）。

棕榈子

> 棕榈子苦，禁泄涩痢，
>
> 带下崩中，肠风可治。

［性味归经］苦、甘、涩，平。归脾、大肠。

［功用］

(1) 止血，涩肠（肠风，崩漏，带下，泻痢）。

(2) 固精（遗精）。

冬葵子

（即葵菜子）

> 冬葵子寒，滑胎易产，
>
> 癃利小便，善通乳难。

［性味归经］甘、涩，凉。归大肠、小肠、膀胱。

［功用］

(1) 清热利尿（淋证，水肿，尿闭）。

(2) 下乳（乳汁不通，乳房胀痛）。

(3) 润肠（肠燥便秘）。

淫羊藿

（即仙灵脾，俗呼三枝九叶草也。祛风湿，壮阳力比巴戟天更强）

> 淫羊藿辛，阴起阳兴，
>
> 坚筋益骨，志强力增。

［性味归经］辛、甘，温。归肝、肾。

［功用］

(1) 温肾壮阳（益精起痿，治阳痿、不孕、尿频）。

(2) 强筋骨，祛风湿（筋骨痹痛、风湿拘挛麻木）。

松脂

> 松脂味甘，滋阴补阳，

驱风安脏，膏可贴疮。

[性味归经] 苦，温。归脾经。

[功用] 祛风，杀虫（疥疮，皮癣）。

覆盆子

（去蒂）

覆盆子甘，肾损精竭，

黑须明眸，补虚续绝。

[性味归经] 甘、酸，温。归肝、肾、膀胱。

[功用] 益肾固精缩尿，养肝明目（肾虚不固，遗精滑精，遗尿尿频，阳痿早泄，肝肾不足，目暗昏花）。

合欢皮

（即交枝树）

合欢味甘，利人心智，

安脏明目，快乐无虑。

[性味归经] 甘，平。归心、肝。

[功用] 解郁安神（适用于心神不安，忧

郁失眠)。

金樱子

（霜后红熟，去核）

金樱子甘，梦遗精滑，

禁止遗尿，寸白虫杀。

[性味归经] 酸、甘、涩，平。归肾、膀胱、大肠。

[功用]

(1) 固精缩尿，固崩止带（遗精滑精，遗尿尿频，崩漏带下）。

(2) 涩肠止泻（久泻，久痢）。

楮实

楮实味甘，壮筋明目，

益气补虚，阴痿当服。

[性味归经] 甘，寒。归肝、脾、肾。

[功用]

(1) 滋肾益阴（肾虚腰膝酸软，阳痿）。

(2) 清肝明目（目昏，目翳）。

(3) 健脾利水（水肿，尿少）。

郁李仁

（碎核取仁，浸泡去皮，研碎）

郁李仁酸，破血润燥，

消肿利便，关格通导。

[性味归经] 辛、苦、甘,平。归大肠、小肠。

[功用]

(1) 润肠通便（大肠气滞，肠燥便秘）。

(2) 利水消肿（水肿胀满，脚气浮肿）。

没食子

（即无食子）

没食子苦，益血生精，

染须最妙，禁痢极灵。

[性味归经] 苦，温。归肺、脾、肾经。

[功用]

(1) 涩肠（久泻久痢）。

(2) 固精（遗精，盗汗）。

(3) 止咳（咳嗽）。

(4) 止血（咯血，便血，痔血，创伤出血）。

(5) 敛疮（疮疡久不收口，口疮）。

空青

　　　　空青气寒，治眼通灵，

　　　　青盲赤肿，去暗回明。

[性味归经] 甘、酸，寒。归肝经。

[功用]

(1) 凉肝清热，明目去翳（目赤肿痛，青盲，雀目，翳膜内障）。

(2) 活血利窍（中风口喝，手臂不仁，头风，耳聋）。

密陀僧

　　　　密陀僧咸，止痢医痔，

　　　　能除白癜，诸疮可治。

[性味归经] 归肝、脾。

［功用］

(1) 外用杀虫收敛（治疗痔疮，湿疹湿疮，溃疡不敛，疥癣，狐臭）。

(2) 内服祛痰镇惊（风痰惊痫）。

伏龙肝

（取年深色变褐者佳）

伏龙肝温，治疫安胎，

吐血咳逆，心烦妙哉。

［性味归经］辛，温。归脾、胃、肝。

［功用］

(1) 温中止血（用于脾气虚寒出血）。

(2) 温胃止呕（用于虚寒性呕吐）。

(3) 温脾止泻。

石灰

煅石味辛，性烈有毒，

辟虫立死，堕胎极速。

［性味归经］辛、苦、涩，温。归肝、脾经。

[功用]

(1) 解毒蚀腐，敛疮止血（痈疽疔疮，丹毒，瘰疬痰核，赘疣，外伤出血，水火烫伤，下肢溃疡）。

(2) 杀虫止痒（疥癣，湿疹，痱子）。

穿山甲

（用甲锉碎，土炒成珠）

穿山甲毒，痔癣恶疮，

吹奶肿痛，通经排脓。

[性味归经] 咸，微寒。归肝、胃。

[功用]

(1) 活血消癥，通经（用于癥瘕积聚、经闭、风湿痹痛）。

(2) 下乳（用产后乳汁不下）。

(3) 消肿排脓（用于痈肿疮毒、瘰疬）。

地龙

蚯蚓气寒，伤寒温病，

大热狂言，投之立应。

[性味归经] 咸，寒。归肝、脾、膀胱。

[功用]

(1) 清热息风（用于高热、惊痫、癫狂、退热力强）。

(2) 通络（用于气虚血滞、半身不遂、痹证，尤治关节红肿、屈伸不利热痹）。

(3) 平喘（清肺热而平喘，用于肺热哮喘）。

(4) 利尿（清热结，利水道，用于热结膀胱，小便不利，尿闭不通）。

蜘蛛

（腹大黑色者佳）

蜘蛛气寒，狐疝偏痛，

蛇虺咬涂，疗肿敷用。

[性味归经] 苦，寒。归肝经。

[功用]

(1) 祛风，消肿散结（狐疝偏坠，喉风肿闭，瘰疬，恶疮)。

(2) 解毒 (蛇虫咬伤，痈肿疔毒)。

蟾蜍

蟾蜍气凉，杀疳蚀癖，

瘟疫能治，疮毒可祛。

[性味归经] 蟾酥：辛，温，有毒。归心。
蟾皮：辛，凉，有小毒。

[功用]

蟾酥

(1) 解毒止痛(痈疽疔疮、瘰疬、咽喉肿痛、
牙痛)。

(2) 开窍醒神(中暑神昏、痧胀腹痛吐泻)。

蟾皮

清热解毒，利水消胀 (用于痈疽疮毒、
疳积腹胀、瘰疬肿瘤等病证)。

刺猬皮

刺猬皮苦，主医五痔，

阴肿疝痛，能开胃气。

[性味归经] 苦、涩，平。归肾、胃、大肠。

[功用]

(1) 固精缩尿（遗精滑精、遗尿尿频）。

(2) 收敛止血（便血、痔血）。

(3) 化瘀止痛（胃痛日久，气血瘀滞兼呕吐）。

蛤蚧

蛤蚧味咸，肺痿血咯，

传尸劳痊，邪气可却。

[性味归经] 咸，平。归肺、肾经。

[功用]

(1) 补肺益肾，纳气定喘（肺肾不足，虚喘气促，劳嗽咳血）。

(2) 助阳益精（肾虚阳痿、遗精）。

蝼蛄

蝼蛄味咸，治十水肿，

上下左右，效不旋踵。

[性味归经] 咸，寒。归膀胱、小肠、大肠经。

[功用]

(1) 利水消肿（水肿证、瘰疬、痈肿恶疮）。

(2) 通淋（淋证）。

蜗牛

蜗牛味咸，口眼㖞斜，

惊痫拘挛，脱肛咸治。

[性味归经] 咸，寒。归膀胱、胃、大肠经。

[功用]

(1) 清热解毒，消肿（痈肿丹毒，瘰疬，痔疮，喉痹，痄腮，蜈蚣咬伤）。

(2) 镇惊（风热惊痫，小儿脐风）。

桑螵蛸

桑螵蛸咸，淋浊精泄，

除疝腰疼，虚损莫缺。

[性味归经] 甘、咸，平。归肝、肾。

[功用]

(1) 固精缩尿（补肾而固精缩尿，治遗精、滑精、尿频、遗尿）。

(2) 补肾助阳（用于肾虚阳痿）。

田螺

（浊酒煮熟，挑肉食之）

田螺性冷，利大小便，

消肿除热，醒酒立见。

[性味归经] 甘，寒。归入膀胱、大肠。

[功用]

(1) 清泄火热（湿热黄疸）

(2) 通利二便（小便不利，脚气水肿，大便秘结，肠风痔血）。

象牙

（违禁品，勿用）

象牙气平，杂物刺喉，

能通小便，诸疮可瘳。

水蛭

（即蚂蟥）

水蛭味咸，除积瘀坚，

通经堕胎，折伤可瘆。

[性味归经] 咸、苦，平，有小毒。归肝。

[功用] 破血逐瘀消癥（治癥瘕积聚、跌打、经闭重证）。

贝齿

贝子味咸，解肌散结，

利水消肿，目翳清洁。

[性味归经] 咸，平。归肝。

[功用]

(1) 平肝潜阳（肝阳上亢，头晕目眩）。

(2) 镇惊安神（惊悸失眠）。

(3) 清肝明目（目赤翳障，目昏眼花）。

蛤蜊

> 蛤蜊肉冷，能止消渴，
>
> 酒毒堪除，开胃顿豁。

[性味归经] 甘、咸，寒。归肝、肾经。

[功用]

(1) 清热解毒（酒毒）。

(2) 滋阴（烦热，消渴）。

(3) 明目（目赤）。

海粉 / 海蛤粉

（即海石，火煅研，如无，以蛤粉代之）

> 海粉味咸，大治顽痰，
>
> 妇人白带，咸能软坚。

[性味归经] 海蛤粉：苦、咸，寒。归肺、肾、胃。

[功用]

海蛤粉

(1) 清热化痰，软坚散结（痰火咳嗽，胸

143

胁疼痛，痰中带血，瘰疬，瘿瘤，痰核）。

(2) 制酸止痛（胃痛吞酸）。

(3) 外用收湿敛疮（湿疹，烧烫伤）。

石蟹

石蟹味咸，点睛肿翳，

解蛊胀毒，催生落地。

［性味归经］咸，寒。归肝、胆、肾经。

［功用］

(1) 清热利湿（湿热淋浊，带下）。

(2) 消肿解毒（喉痹，痈肿，漆疮）。

(3) 明目（青盲，目赤，翳膜遮睛）。

海螵蛸

（一名乌贼鱼骨）

海螵蛸咸，漏下赤白，

癥瘕惊气，阴肿可得。

［性味归经］咸，涩，微温。归肝，肾。

［功用］

(1) 固精止带，收敛止血（多用肺胃出血）。

(2) 制酸止痛（治胃痛吐酸之佳品）。

(3) 收湿敛疮（湿疮，湿疹，溃疡不敛）。

无名异

（一种锰矿石）

无名异甘，金疮折损，

祛瘀止痛，生肌有准。

［性味归经］甘，平。归肾、肝。

［功用］活血止血，消肿定痛（跌打损伤，痈疽肿毒，创伤出血）。

青礞石

（用焰硝同入锅内，火煅如金色者佳）

青礞石寒，硝煅金色，

坠痰消食，神妙莫测。

［性味归经］甘、咸，平。归肺、心、肝。

[功用]

(1) 坠痰下气（顽痰胶结，咳逆喘急）。

(2) 平肝镇惊（癫痫发狂，烦躁胸闷，惊风抽搐）。

磁石

磁石味咸，专杀铁毒，

若误吞针，系线即出。

[性味归经] 咸，寒。心、肝、肾。

[功用]

(1) 镇惊安神（与朱砂相须使用，有益肾之效，护真阴，镇浮阳，安心神）。

(2) 平肝明目（益肾阴，敛浮阳，用于肝阳眩晕）。

(3) 聪耳明目（益肾阴，治肝肾阴虚之目暗耳聋）。

(4) 纳气平喘（益肾纳气，用于肾虚喘促）。

花蕊石

（火煅研）

花蕊石寒，善止诸血，

金疮血流，产后血涌。

[性味归经] 酸、涩，平。归肝。

[功用] 化瘀止血（咳血，吐血，外伤出血，跌扑伤痛）。

代赭石

代赭石寒，下胎崩带，

儿疳下痢，镇逆定痫。

[性味归经] 苦，寒。归肝、心。

[功用]

(1) 平肝潜阳（既善镇潜肝阳，又清降肝火）。

(2) 重镇降逆（降上逆胃气之呕吐，呃；上逆肺气之喘息）。

(3) 凉血止血（用于血热吐衄、崩漏，临床上常醋淬代替灶心土）。

147

黑铅

（即黑锡，毒大，多外用）

黑铅味甘，止呕反胃，

鬼疰瘿瘤，安神定志。

[性味归经] 甘，寒，有毒。归入肺。

[功用] 外用消瘰疬。

银屑

银屑味辛，谵语恍惚，

定志养神，镇心明目。

[性味归经] 辛，寒。归入心、肝。

[功用] 镇惊安神（忧虑过度，心悸恍惚，癫狂）。

金屑

金屑味甘，善安魂魄，

癫狂惊痫，调和血脉。

[性味归经] 辛、甘，平。归入心、肝。

[功用] 镇心安神（心火邪盛，恍惚狂言）。

狗脊

狗脊味甘，酒蒸入剂，

腰背膝痛，风寒湿痹。

[性味归经] 苦、甘，温。归肝、肾。

[功用]

(1) 祛风湿（风湿痹痛）。

(2) 补肝肾，强腰膝（腰膝酸软，下肢无力，肾虚不固，遗尿尿频，带下清稀）。

骨碎补

（去毛，即胡孙良姜）

骨碎补温，折伤骨节，

风血积疼，最能破血。

[性味归经] 苦，温。归肝、肾。

[功用]

(1) 活血疗伤止痛，补肾强骨（跌仆闪挫，筋骨折伤，肾虚腰痛，筋骨痿软，耳鸣耳聋，牙齿松动，久泻）。

(2) 外用消风祛斑（斑秃，白癜风）。

茜草

茜草味苦，蛊毒吐血，

经带崩漏，损伤虚热。

[性味归经] 苦，寒。归肝。

[功用]

(1) 凉血止血（既凉血又活血化瘀）。

(2) 活血通经（用于血瘀经闭、跌打损伤、
风湿痹痛，尤宜妇科血瘀证）。

预知子

预知子贵，缀衣领中，

遇毒声作，诛蛊杀虫。

[性味归经] 苦，寒。归肝、胆、胃、膀胱。

[功用]

(1) 疏肝理气，活血止痛（脘胁胀痛，痛
经经闭）。

(2) 散结（脘胁胀痛，痛经，经闭）。

(3) 利尿（小便不利）。

王不留行

（即剪金子花，取酒蒸，火焙干）

王不留行，调经催产，

除风痹痉，乳痈当啖。

[性味归经] 苦、平。归肝、胃。

[功用]

(1) 活血通经（血瘀经闭，痛经，难产）。

(2) 下乳消肿（产后乳汁不下，乳痈肿痛）。

(3) 利尿通淋（淋证涩痛）。

狼毒

狼毒味辛，破积瘕癥，

恶疮鼠瘘，毒杀痛定。

[性味归经] 苦、辛，平，有毒。归肺、脾、肝。

[功用]

(1) 泻水逐饮（水肿腹胀）。

(2) 破积杀虫（痰食虫积，心腹疼痛，癥瘕积聚，结核，疥癣）。

藜芦

（取根去头，用川黄连为使，恶大黄，畏葱白，反芍药、细辛、人参、沙参、玄参、丹参、苦参，切忌同用）

藜芦味辛，最能发吐，

肠澼泻痢，杀虫消蛊。

[性味归经] 苦、辛，寒，有毒。归肺、肝、胃。

[功用]

(1) 涌吐风痰（中风，癫痫，喉痹，误食毒物）。

(2) 杀虫（疥癣，白秃，头虱，体虱）。

蓖麻子

（去壳取仁）

蓖麻子辛，吸出滞物，

涂顶肠收，涂足胎出。

152

[性味归经] 甘、辛，平。归肝、脾。

[功用] 拔毒，导滞，通络利窍（痈疽肿毒，瘰疬，乳痈，喉痹，水肿胀满，大便燥结，口眼㖞斜，跌打损伤）。

荜茇

> 荜茇味辛，温中下气，
>
> 痃癖阴疝，霍乱泻痢。

[性味归经] 辛，热。归胃、大肠。

[功用] 温中散寒，下气止痛（中寒脘腹冷痛，呕吐，泄泻，寒凝气滞，胸痹心痛，头痛，牙痛）。

百部

> 百部味甘，骨蒸劳瘵，
>
> 杀疳蛔虫，久嗽功大。

[性味归经] 甘，苦，微温。归肺。

[功用]

(1) 润肺止咳（为治新久咳嗽、顿咳、肺痨咳嗽的要药)。

(2) 杀虫灭虱（蛲虫，阴道滴虫，头虱）。

京墨

> 京墨味辛，吐衄下血，
>
> 产后崩中，止血甚捷。

[性味归经] 辛，平。归心、肝、肾。

[功用] 止血，消肿（吐血，衄血，崩中漏下，血痢，痈肿发背）。

黄荆子

（又名荆实）

> 黄荆子苦，善治咳逆，
>
> 骨节寒热，能下肺气。

[性味归经] 辛、苦，温。归肺、胃、肝。

[功用]

(1) 祛风解表，止咳平喘（伤风感冒，咳嗽，哮喘）。

(2) 理气消食止痛（胃痛吞酸，消化不良，食积泻痢，胆囊炎，胆结石，疝气)。

女贞子

(一名冬青子)

女贞实苦，黑发乌须，

强筋壮力，祛风补虚。

[性味归经] 甘、苦，凉。归肝、肾经。

[功用] 滋补肝肾，明目乌发(肝肾阴虚，眩晕耳鸣，腰膝酸软，须发早白)。

瓜蒂

(即北方甜瓜蒂也，一名苦丁香，散用则吐，丸用则泻)

瓜蒂苦寒，善能吐痰，

消身肿胀，并治黄疸。

[性味归经] 苦，寒，有毒。归胃、胆。

[功用]

(1) 涌吐痰食 (风痰，宿食停滞，食物中毒)。

(2) 祛湿退黄 (湿热黄疸)。

155

罂粟壳

（不可轻用，蜜炙止咳，醋炒止泻）

> 粟壳性涩，泄痢嗽怯，
>
> 劫病如神，杀人如剑。

[性味归经] 酸、涩，平，有毒。归肺、大肠、肾。

[功用]

(1) 涩肠止泻（用于久泻久痢）。

(2) 敛肺止咳（用于肺虚咳嗽）。

(3) 止痛（用于心腹及筋骨疼痛）。

巴豆

（一名江子，一名巴椒，反牵牛，去壳，看症制用）

> 巴豆辛热，除胃寒积，
>
> 破癥消痰，大能通痫。

[性味归经] 辛，热；有大毒。归胃、大肠。

[功用]

(1) 峻下冷积（寒积便秘）。

(2) 逐水退肿（腹水臌胀，二便不通）。

(3) 豁痰利咽（喉风，喉痹）。

(4) 外用蚀疮（痈肿脓成未溃，疥癣恶疮，疣痣）。

夜明砂

（一名伏翼粪，一名蝙蝠屎）

夜明砂粪，能下死胎，

小儿无辜，瘰疬堪裁。

[性味归经] 辛，寒。归肝。

[功用]

(1) 清肝明目（青盲，雀目，目赤肿痛，白睛溢血，内外翳障）。

(2) 散瘀消积（小儿疳积）。

斑蝥

（去头翅足，米炒熟用）

斑蝥有毒，破血通经，

诸疮瘰疬，水道能行。

[性味归经] 辛，热，有大毒。归肝、胃、肾。

157

[功用]

(1) 破血逐瘀，散结消癥（癥瘕，瘀滞经闭）。

(2) 攻毒蚀疮（顽癣，赘疣，瘰疬，痈疽不溃，恶疮死肌）。

蚕沙

蚕沙性温，湿痹瘾疹，

瘫风肠鸣，消渴可饮。

[性味归经] 味甘、辛，性温。

[功用] 祛风湿（月经过多，腹痛，皮肤风疹）。

胡黄连

（折断一线烟出者佳，忌猪肉）

胡黄连苦，治劳骨蒸，

小儿疳痢，盗汗虚惊。

[性味归经] 苦，寒。归肝、胃、大肠。

[功用]

(1) 退虚热（阴虚发热，骨蒸潮热）。

(2) 除疳热（小儿疳积发热）。

(3) 清湿热（湿热泻痢，黄疸尿赤，痔疮肿痛）。

使君子

（微火煨，去壳取仁）

使君甘温，消疳消浊，

泻痢诸虫，总能除却。

[性味归经] 甘，温。归脾、胃。

[功用]

(1) 驱虫（用于蛔虫、蛲虫证，为驱蛔虫要药）。

(2) 消积（用于小儿疳积）。

赤石脂

（色赤粘舌为良，火煅，醋淬，研碎）

赤石脂温，保固肠胃，

溃疡生肌，涩精泻痢。

[性味归经] 甘、酸、涩，温。归大肠、胃。

159

［功用］

(1) 涩肠止泻，收敛止血（久泻久痢，大便出血，崩漏带下）。

(2) 生肌敛疮（疮疡久溃不敛，湿疮脓水浸淫）。

青黛

(即靛花)

青黛咸寒，能平肝木，

惊痫疳痢，兼除热毒。

［性味归经］咸，寒。归肝、肺。

［功用］

(1) 清热解毒（痄腮、疮痈、丹毒，外用单味水调外敷或配冰片同用）。

(2) 凉血消斑（热毒发斑、衄血）。

(3) 清肝泻火（用于肝热惊痫、肝火犯肺咳嗽吐血）。

阿胶

（要金井者佳，蛤粉炒成珠）

阿胶甘温，止咳脓血，

吐血胎崩，虚羸可啜。

[性味归经] 甘，平。归肺、肝、肾。

[功用]

(1) 补血（补血佳品，用于血虚萎黄、眩晕、心悸）。

(2) 止血（止血要药，对出血兼见阴虚、血虚尤宜）。

(3) 滋阴润燥（用于阴虚、燥证）。

白矾

（火煅过，名枯矾）

白矾味酸，化痰解毒，

治症多能，难以尽述。

[性味归经] 酸、涩，寒。归肺、脾、肝、大肠。

［功用］

(1) 止血止泻（便血，衄血，崩漏，久泻久痢）。

(2) 祛除风痰（癫痫发狂）。

(3) 外用解毒杀虫，燥湿止痒（湿疹，疥癣，脱肛，痔疮，疮疡，聤耳流脓）。

五倍子

五倍苦酸，疗齿疳䘌，

痔痛疮脓，兼除风热。

［性味归经］酸、涩，寒。

［功用］

(1) 敛肺降火（用于肺虚或肺热咳嗽）。

(2) 涩肠止泻（用于久泻久痢）。

(3) 固精止遗（用于遗精、滑精）。

(4) 涩汗止血（用于自汗、盗汗、崩漏下血、便血、尿血）。

玄明粉

（同朴硝，以萝卜同制过者）

玄明粉辛，能蠲宿垢，

化积消痰，诸热可疗。

[性味归经] 辛、甘，寒。

[功用]

(1) 退膈上虚热（心热烦躁）。

(2) 明目（眼昏目眩，久视无力）。

通草

（今之通草，古书称"通脱木"）

通草味甘，善治膀胱，

消痈散肿，能治乳房。

[性味归经] 甘，淡，微寒。归肺、胃、膀胱。

[功用]

(1) 利尿通淋（用于湿热淋证）。

(2) 下乳（用于产后乳汁不通或乳少）。

枸杞子

枸杞甘温，添精补髓，

明目祛风，阴兴阳起。

[性味归经] 甘，平。归肝、肾。

[功用]

(1) 补肝肾、明目（兼益精血，止渴）。

(2) 润肺（治阴虚劳嗽）。

黄精

（与钩吻略同，切勿误用。洗净，九蒸九晒）

黄精味甘，能安脏腑，

五劳七伤，此药大补。

[性味归经] 甘，平。归脾、肺、肾。

[功用]

(1) 滋肾润肺（用于肺燥干咳少痰、阴虚劳嗽久咳）。

(2) 补肾(诸)虚、填精髓(用于肾虚、头晕、腰软、须发早白)。

何首乌

（赤白兼用，泔浸过一宿，捣碎）

何首乌甘，种子添精，

黑发悦颜，补血养阴。

[性味归经] 甘、涩，微温。归肝、肾。

[功用]

(1) 制首乌：益精血，固肾乌须（为治须发早白、早衰的要药）。

(2) 生首乌：截疟（用于体虚久疟）。润肠通便（用于肠燥便秘）。解毒（用于痈疽、瘰病）。

五味子

（风寒咳嗽用南，虚损劳伤用北，去梗）

五味酸温，生津止渴，

久嗽虚劳，金水枯竭。

[性味归经] 酸、甘，温。归肺、肾、心。

[功用]

(1) 敛肺滋肾（上敛肺气，下滋肾阴，用于久咳虚喘)。

(2) 生津（益气生津止渴）。

(3) 敛汗（敛肺止汗，用于自汗、盗汗）。

(4) 涩精（补肾涩精，用于遗精滑精）。

(5) 止泻（涩肠止泻，用于久泻）。

(6) 宁心安神（益心气，安心神，滋肾阴）。

山茱萸

（酒蒸，去核取肉，其核勿用为要，恐其滑精难治）

山茱性温，涩精益髓，

肾虚耳鸣，腰膝痛止。

[性味归经] 酸，微温。归肝、肾。

[功用]

(1) 补益肝肾（既润养肝肾之阴，又温肝肾之阳）。

(2) 收敛固涩（涩精气，止血，敛汗固脱，用于遗精、崩漏下血、大汗不止）。

石斛

（去根，如金色者佳）

石斛味甘，却惊定志，

壮骨补虚，善驱冷痹。

[性味归经] 甘，微寒。归胃、肾。

[功用]

(1) 养阴清热（治热病伤津之低热烦渴、阴虚、虚热不退）。

(2) 益胃生津（养胃生津）。

(3) 补肾，明目，强筋骨。

补骨脂

（盐酒洗炒）

破故纸温，腰膝酸痛，

兴阳固精，盐酒炒用。

[性味归经] 辛、苦，温。归肾、脾。

[功用]

(1) 补肾助阳，固精缩尿（治肾阳虚、腰膝冷痛、遗精、阳痿、尿频）。

167

(2) 暖脾止泻（治脾阳虚泄泻）。

(3) 纳气平喘（常配胡桃肉相使用）。

(4) 外用治白癜风。

山药

（一名山药，一名山芋，怀庆者佳）

薯蓣甘温，理脾止泻，

益肾补中，诸虚可治。

[性味归经] 甘，平。归脾、肺、肾。

[功用]

(1) 益气养阴（用于脾胃虚诸症，益脾阳止泻，生津以治阴虚消渴）。

(2) 补脾肺肾，固精止带（既补肺肾气又益肺肾阴）。

肉苁蓉

（酒洗，去鳞用，除心内膜筋）

苁蓉味甘，峻补精血，

若骤用之，更动便滑。

168

[性味归经] 甘、咸，温。归肾、大肠。

[功用]

(1) 补肾阳，益精血（肾阳不足，精血亏虚，阳痿不孕，腰膝酸软，筋骨无力）。

(2) 润肠通便（肠燥便秘）。

菟丝子

（水洗净，热酒砂罐煨烂，捣碎晒干，合药同麝末为丸，不堪作汤）

> 菟丝甘平，梦遗滑精，
>
> 腰痛膝冷，添髓壮筋。

[性味归经] 甘，温。归肝、肾、脾。

[功用]

(1) 补肾固精（补肾阳，固精缩尿止带）。

(2) 养肝明目（用于肝肾不足、视物昏花）。

(3) 止泻（用于脾肾虚泻）。

(4) 安胎（补肝肾，固胎元）。

(5) 生津（治肾虚消渴）。

牛膝

（怀庆者佳，去芦酒洗）

牛膝味苦，除湿痹痿，

腰膝酸疼，小便淋沥。

[性味归经] 苦、酸，平。归肺、肝。

[功用]

(1) 清热解毒利咽（用于咽喉肿痛）。

(2) 治血散瘀（通经活络，活血散瘀，用于闭经、风湿痹痛）。

(3) 利水通淋（热淋）。

巴戟天

（俗名二蔓草，肉厚连珠者佳，酒浸过宿，治去骨，晒干）

巴戟辛甘，大补虚损，

精滑梦遗，强筋固本。

[性味归经] 辛、甘，温。归肾、肝。

[功用]

(1) 补肾阳，益精血（治肾阴虚阳痿、不孕、

170

月经不调、少腹冷痛）。

(2) 强筋骨，祛风湿（治肝肾不足、筋骨痿软、风湿久痹）。

仙茅

　　　仙茅味辛，腰足挛痹，

　　　虚损劳伤，阳道兴起。

［性味归经］辛、热；有毒。归肾、肝、脾。

［功用］

(1) 补肾阳（肾阳不足，命门火衰，阳痿精冷，小便频数）。

(2) 强筋骨（腰膝冷痛，筋骨痿软无力）。

(3) 祛寒湿（阳虚冷泻）。

牡蛎

　　　（大者佳，火煅红，研）

　　　牡蛎微寒，涩精止汗，

　　　带崩胁痛，老痰祛散。

［性味归经］咸、涩，微寒。归肝、肾。

［功用］

(1) 平肝潜阳（功效类同石决明，多用于水不涵木，阴虚阳亢之头晕目眩）。

(2) 软坚散结（痰核瘰疬等）。

(3) 收敛固涩（常与煅龙骨相须为用，用于滑脱诸症）。

(4) 煅后有收涩制酸功效（用于胃痛泛酸）。

川楝子

（即金铃子，酒浸，蒸，去皮核）

楝子苦寒，膀胱疝气，

中湿伤寒，利水之剂。

［性味归经］苦，寒;有小毒。归肝、小肠、膀胱。

［功用］

(1) 疏肝泄热，行气止痛（肝郁化火，用于胸胁、脘腹胀痛、疝气疼痛）。

(2) 杀虫（虫积腹痛）。

172

草薢

(白者为佳，酒浸切片)

草薢甘苦，风寒湿痹，

腰背冷痛，添精益气。

[性味归经] 苦，平。归肾、胃、膀胱。

[功用]

(1) 利湿浊 (利湿分清去浊，治膏淋要药)。

(2) 祛风湿 (祛风除湿，通经止痛，治风湿痹证)。

桑寄生

寄生甘苦，腰痛顽麻，

续筋坚骨，风湿尤佳。

[性味归经] 苦、甘，平。归肝、肾。

[功用]

(1) 祛风湿，益肝肾，强筋骨 (风湿痹痛，腰膝酸软)。

(2) 安胎 (固冲任而安胎，治胎漏下血、胎动不安)。

续断

（酒洗切片，如鸡脚者佳）

续断味辛，接骨续筋，

跌仆折损，且固遗精。

[性味归经] 苦、甘、辛，微温。归肝、肾。

[功用]

(1) 补肝肾，强筋骨，疗伤续折（腰脚软，风湿痹痛，骨折肿痛）。

(2) 止血安胎（用于肝肾虚弱，冲任失调的胎动欲坠或崩漏经多）。

龙骨

（火煅）

龙骨味甘，梦遗精泄，

崩带肠痈，惊痫风热。

[性味归经] 甘、平，涩。归心、肝、肾。

[功用]

(1) 镇惊安神，平肝潜阳（生用，为重镇安神要药）。

(2) 收敛固涩（常与煅牡蛎配伍，治滑脱诸症，遗精、尿频、崩漏、带下、自汗等）。

血余 / 血余炭

人之头发，补阴甚捷，

吐衄血晕，风惊痫热。

[性味归经] 苦，平。归肝、胃。

[功用]

(1) 收敛止血（吐血，咳血，衄血，血淋，尿血，便血，崩漏，外伤出血）。

(2) 利尿（小便不利）。

天灵盖

（即人脑盖是也，烧灰存性）

天灵盖咸，传尸劳瘵，

温疟血崩，投之立瘥。

雀卵

雀卵气温，善扶阳痿，

可致坚强，当能固闭。

[性味归经] 甘、酸，温。归肾经。

[功用]

(1) 补肾阳（男子阳痿）。

(2) 益精血，调冲任（女子血枯，崩漏，带下）。

鹿茸

（燎去毛，或酒或酥炙令脆）

鹿茸甘温，益气滋阴，

泄精尿血，崩带堪任。

[性味归经] 甘、咸，温。归肾、肝。

[功用]

(1) 壮肾阳（用于肾阳虚诸症，治元阳不足，精血亏虚之要药）。

(2) 托疮毒（温补精血，内托毒外出以生肌）。

(3) 益精血,强筋骨(补益肾,治筋骨软弱、小儿发育不良、血门退闭)。

(4) 调冲任,固带脉(用于冲任虚寒,带脉不固的崩漏、带下过多)。

鹿角胶

鹿角胶温,吐衄虚羸,

跌仆伤损,崩带安胎。

[性味归经] 甘、咸,温。归肾、肝。

[功用] 温补肝肾,益精养血(适用于肝肾不足所致的腰膝酸冷,阳痿遗精,虚劳羸瘦,崩漏下血,便血尿血,阴疽肿痛)。

腽肭脐

(海狗、海豹的阴茎与睾丸。酒浸,微火炙令香)

腽肭脐热,补益元阳,

驱邪辟毒,痃癖劳伤。

[性味归经] 咸,热。归肝、肾。

[功用] 温肾壮阳,填精补髓(阳虚祛寒,

177

阳痿遗精，早泄，腰膝痿软，心腹疼痛）。

紫河车

（一名混沌皮，一名混元衣，即胞衣也。长流水洗净，或新瓦烘干，或用甑蒸烂，忌铁器）

紫河车甘，疗诸虚损，

劳瘵骨蒸，滋培根本。

[性味归经] 甘、咸，温。归心、肺、肾。

[功用]

(1) 温肾补精（温肾阳，益精血，治阳痿、遗精、腰酸、眩晕、耳鸣）。

(2) 益气养血（纳气平喘，治肺肾两虚的喘证、萎黄消瘦、产后乳少）。

枫香

枫香味辛，外科要药，

瘙疮癜疹，齿痛亦可。

[性味归经]

(1) 枫香树皮：辛、微涩，平。归脾、肝。

(2) 枫香树叶：辛、苦，平。归脾、肝。

(3) 枫香树脂：辛、微苦，平。归肺、脾。

(4) 枫香树根：辛、苦，平。归肺、大肠。

［功用］

(1) 枫香树皮：除湿止泻，祛风止痒（用于痢疾，泄泻，大风癞疾，痒疹）。

(2) 枫香树叶：行气止痛，解毒，止血（用于胃脘疼痛，伤暑腹痛，痢疾，泄泻，痈肿疮疡，湿疹，吐血，咳血，创伤出血）。

(3) 枫香树脂：活血止痛，止血，解毒，生肌（风湿痹痛，跌打损伤，血热吐衄，瘰疬，痈疽肿痛，臁疮不愈）。

(4) 枫香树根：解毒消肿，祛风止痛（用于痈疽疔疮，风湿痹痛，牙痛，湿热泄泻，痢疾，小儿消化不良）。

檀香

檀香味辛，升胃进食，
霍乱腹痛，中恶邪气。

179

［性味归经］辛，温。归脾、胃、心、肺。

［功用］行气止痛，散寒调中（寒凝气滞，胸膈不舒，胸痹心痛，脘腹疼痛，呕吐食少）。

安息香

安息香辛，辟邪驱恶，

逐鬼消蛊，鬼胎能落。

［性味归经］辛、苦，平。归心、脾。

［功用］开窍醒神，行气活血，止痛（适用于中风痰厥，气郁暴厥，中恶昏迷，心腹疼痛，产后血晕，小儿惊风）。

苏合香

苏合香甘，诛恶杀鬼，

蛊毒痫痉，梦魇能起。

［性味归经］辛，温。归心、脾。

［功用］

(1) 开窍醒神，辟秽（中风痰厥，猝然

180

昏倒，惊痫）。

(2) 止痛（胸痹心痛，胸腹冷痛）。

熊胆

> 熊胆味苦，热蒸黄胆，
>
> 恶疮虫痔，五痔惊痫。

[性味归经] 苦，寒。归肝、胆、心。

[功用]

(1) 息风止痉（清肝火，平肝阳，用于惊痫抽搐）。

(2) 清肝明目（用于肝热目赤）。

(3) 清热解毒（用于疮痈，痔疮肿痛）。

硇砂

（水飞，去土石，生用败肉，火煅可用。多外用，可少量入丸、散，不宜入汤）

> 硇砂有毒，溃痈烂肉，
>
> 除翳生肌，破癥消毒。

[性味归经] 咸、苦、辛，温。归肝、脾。

［功用］消积软坚，化腐生肌，祛痰（癥瘕积聚，噎膈反胃，喉痹肿痛，痈肿，瘰疬，翳障，息肉，赘疣）。

硼砂

（大块光莹者佳）

硼砂味辛，疗喉肿痛，

膈上热痰，噙化立中。

［性味归经］甘、咸，凉。归肺、胃。

［功用］

(1) 外用清热解毒（咽喉肿痛，口舌生疮，目赤翳障）。

(2) 内服清肺化痰（痰热咳嗽）。

朱砂

（生饵无害，炼服即能杀人）

朱砂味甘，镇心养神，

祛邪治痛，定魄安魂。

［性味归经］甘，寒，有毒。归心。

[功用]

(1) 镇心安神（镇心清心以安神要药。治心神不宁、惊风、癫痫）。

(2) 清热解毒（用于疮疡、咽喉、口舌生疮）。

硫黄

硫黄性热，扫除疥疮，

壮阳逐冷，寒邪敢当。

[性味归经] 酸，温，有毒。归肾、大肠。

[功用]

(1) 外用解毒杀虫止痒（尤善治疥疮）。

(2) 内用补火壮阳通便（用于肾虚寒喘、阳痿、虚冷便秘）。

冰片

龙脑味辛，目痛头痹，

狂躁妄语，真为良剂。

[性味归经] 辛、苦，微寒。归心、脾、肺。

［功用］

(1) 开窍醒神（常与麝香相须使用，为凉开之品，治热闭神昏）。

(2) 清热止痛（五官科常用药，用于目赤肿痛、喉痹、亦用于疮疡肿毒、溃后不敛）。

芦荟

（俗名象胆）

芦荟气寒，杀虫消疳，

癫痫惊搐，服之即安。

［性味归经］苦，寒。归肝、胃、大肠。

［功用］

(1) 泻下通便，清肝泻火（热结便秘，惊痫抽搐）。

(2) 杀虫疗疳（小儿疳积，癣疮）。

天竺黄

（出天竺国）

天竺黄甘，急慢惊风，

镇心解热，驱邪有功。

[性味归经] 甘，寒。归心、肝。

[功用] 清热豁痰，清心定惊（热病神昏，中风痰迷，小儿痰热惊痫、抽搐、夜啼）。

麝香

（不见火，孕妇忌用）

麝香辛温，善通关窍，

活血安惊，解毒极妙。

[性味归经] 辛，温。归心、脾。

[功用]

(1) 开窍醒神（功效强，醒神回苏要药）。

(2) 活血散结止痛（用于疮疡肿毒、咽喉肿痛）。

(3) 通经散结止痛（用于血瘀、心腹暴痛、风寒湿痹）。

(4) 催产（活血通经、催生下胎，用于死胎、难产、胞衣不下）。

乳香

乳香辛苦，疗诸恶疮，

生肌止痛，心腹尤良。

[性味归经] 辛、苦，温。归心、肝、脾。

[功用] 活血止痛行气，伸筋，消肿生肌，
为外伤科要药。

没药

（性味归经、功用与乳香相似，活血力更强）

没药温平，治疮止痛，

跌打损伤，破血通用。

阿魏

阿魏性温，除癥破结，

却邪杀虫，传尸可灭。

[性味归经] 辛，温。

[功用]

(1) 消积化滞（饮食积滞，纳呆食少）。

(2) 消痞散癥（腹中痞块，瘀血）。

水银

> 水银性寒，治疥杀虫，
>
> 断绝胎孕，催生立通。

[性味归经] 辛，寒，大毒。

[功用] 攻毒杀虫（顽癣，疥疮，梅毒）。

轻粉

> 轻粉性燥，外科要药，
>
> 杨梅诸毒，杀虫可托。

[性味归经] 辛，寒，有毒。归大肠、小肠。

[功用]

(1) 外用杀虫，攻毒，敛疮（疥疮，顽癣，臁疮，梅毒，疮疡，湿疹）。

(2) 内服祛痰消积，逐水通便（痰涎积滞，水肿臌胀，二便不利）。

灵砂

（系水银、硫黄，水火炼成形者）

> 灵砂性温，能通血脉，

杀鬼辟邪，安魂定魄。

[性味归经] 甘，温。归入心、胃。

[功用] 安神止呕（霍乱吐逆，冷气心痛，气升不降，头晕反胃）。

砒霜

（一名人言，一名信，所畏绿豆、冷水、米醋、姜肉，误中毒，服其中一味即解）

砒霜大毒，风痰可吐，

截疟除哮，能消沉痼。

[性味归经] 辛，大热，有大毒。归肺、脾、肝。

[功用]

(1) 外用攻毒杀虫，蚀疮去腐（恶疮，瘰疬，顽癣，牙疳，痔疮）。

(2) 内服劫痰平喘，攻毒抑癌（寒痰哮喘，癌肿）。

雄黄

（忌火煅）

雄黄甘辛，辟邪解毒，

更治蛇虺，喉风息肉。

[性味归经] 辛，温，有毒。归心、肝、胃。

[功用]

(1) 解毒（兼止痒，用于痈肿疔疮、湿疹、疥癣、虫蛇咬伤）。

(2) 杀虫（用于虫积腹痛）。

(3) 燥湿化痰、截疟（惊痫，疟疾）。

珍珠

（研如粉）

珍珠气寒，镇惊除痫，

开聋磨翳，止渴坠痰。

[性味归经] 甘、咸，寒。归心、肝。

[功用]

(1) 安神定惊（惊悸失眠，惊风癫痫）。

(2) 明目消翳（目赤翳障）。

(3) 解毒生肌（口舌生疮，咽喉溃烂，疮疡不敛）。

(4) 润肤祛斑（皮肤色斑）。

牛黄

> 牛黄味苦，大治风痰，
>
> 定魄安魂，惊痫灵丹。

[性味归经] 苦，凉。归肝、心。

[功用]

(1) 息风止痉（定惊安神，清心凉肝，用于温热病及小儿惊风之壮热神昏、惊厥抽搐）。

(2) 化痰开窍（用于痰热闭心窍之神昏、痰鸣）。

(3) 清热解毒（用于咽喉肿痛等热毒壅滞证）。

琥珀

（拾起草芥者佳）

> 琥珀味甘，安魂定魄，
>
> 破瘀消癥，利水通涩。

[性味归经] 甘，平。归心、肝、膀胱。

[功用]

(1) 镇惊安神（心神不宁，心悸失眠，惊风，癫痫）。

(2) 活血散瘀（血滞经闭痛经，心腹刺痛，癥瘕积聚）。

(3) 利尿通淋（淋证，癃闭）。

血竭

（一名麒麟竭，敲断，有镜面光者是）

血竭味咸，跌仆伤损，

恶毒疮痛，破血有准。

[性味归经] 甘、咸，平。归心、肝。

[功用]

(1) 活血化瘀止痛（有活血疗伤，散瘀止痛，为伤科要药）。

(2) 止血敛疮生肌（用于外伤出血及疮疡不敛）。

石钟乳

石钟乳甘，气乃是剽悍，

益气固精，明目延寿。

[性味归经] 甘，温。归肺、肾。

[功用]

(1) 益气固精（脚弱冷疼，安五脏，解舌痹，止遗精）。

(2) 通窍明目

阳起石

（火煅，酒淬七次，再酒煮半日，研细）

> 阳起石甘，肾气之绝，
>
> 阴痿不起，其效甚捷。

[性味归经] 咸，温。归肾。

[功用] 温肾壮阳（肾阳亏虚，阳痿不举，宫冷不孕）。

桑椹

> 桑椹子甘，解金石燥，
>
> 清除热渴，染发须皓。

[性味归经] 甘、酸，寒。归心、肝、肾。

[功用]

(1) 滋阴补血（肝肾阴虚，眩晕耳鸣，心

192

悸失眠，须发早白）。

(2) 生津润燥（津伤口渴，内热消渴，肠燥便秘）。

蒲公英

（一名黄花地丁草）

蒲公英苦，溃坚消肿，

结核能除，食毒可用。

[性味归经] 苦、甘，寒。归肝、胃。

[功用]

(1) 清热解毒（用于疮痈，乳痈，内痈，善治乳痈）。

(2) 利湿（用于热淋，黄疸）。

石韦

石韦味苦，通利膀胱，

遗尿或淋，发背疮疡。

[性味归经] 苦，甘，微寒。归肺、膀胱。

［功用］

(1) 利尿通淋（为治血淋、石淋要药）。

(2) 清肺止咳（用于肺热咳嗽）。

(3) 凉血止血（用于血热出血）。

萹蓄

　　　　萹蓄味苦，疥癣疽痔，

　　　　小儿蛔虫，女人阴蚀。

［性味归经］苦，微寒。归膀胱。

［功用］

(1) 利尿通淋（热淋涩痛，小便短赤）。

(2) 杀虫，止痒（虫积腹痛，皮肤湿疹，阴痒带下）。

赤箭

　　　　（其根为天麻，茎为赤箭）

　　　　赤箭味苦，原号定风，

　　　　杀蛊解毒，除疝疗痛。

［性味归经］苦、辛，温。归肝。

［功用］

(1) 杀鬼精物，蛊毒恶气。

(2) 益气轻身。

鸡内金

鸡内金寒，溺遗精泄，

禁痢漏崩，更除烦热。

［性味归经］甘，平。归脾、胃、小肠、膀胱。

［功用］

(1) 消食健胃（用于饮食积滞、小儿疳积）。

(2) 固精止遗（用于遗精遗尿）。

(3) 化坚消石（用于结石癥块）。

鳗鲡鱼

（类有分阔嘴者为鳗，尖嘴者为鲡，善走窜钻穴）

鳗鲡鱼甘，劳瘵杀虫，

痔漏疮疹，崩疾有功。

［性味归经］甘，平。归入肝、肾。

[功用]

(1) 补虚祛风（骨蒸劳瘦，痔疮，阴户蚀疮，湿痹）。

(2) 杀虫（以骨烧烟，可辟蚊、断蛀）。

螃蟹

　　　　螃蟹味咸，散血解结，

　　　　益气养筋，除胸烦热。

[性味归经] 咸，寒。

[功用]

(1) 散血解瘀（胸热烦闷，面肿）。

(2) 益气养筋（跌打损伤）

马肉

　　　　（怀孕痢疾生疮者禁食）

　　　　马肉味辛，堪强腰脊，

　　　　自死老死，并弃勿食。

196

白鸽肉

白鸽肉平，解诸药毒，
能除疥疮，味胜猪肉。

兔肉

（秋冬宜啖，春夏忌食）。
兔肉味辛，补中益气，
止渴健脾，孕妇勿食。

牛肉

牛肉属土，补脾胃弱，
乳养虚羸，善滋血涸。

猪肉

猪肉味甘，量食补虚，
动风痰物，多食虚肥。

羊肉

羊肉味甘，专补虚羸，

开胃补肾，不致阳痿。

雄鸡

（有风人并患骨蒸者，俱不宜食）。

雄鸡味甘，动风助火，
补虚温中，血漏亦可。

鸭肉

鸭肉散寒，补虚劳怯，
消水肿胀，退惊痫热。

鲤鱼

鲤鱼味甘，消水肿满，
下气安胎，其功不缓。

鲫鱼

鲫鱼味甘，和中补虚，
理胃进食，肠澼泻痢。

驴肉

驴肉微寒，安心解烦，
能发痼疾，以动风淫。

鳝鱼

鳝鱼味甘，益智补中，
能去狐臭，善散湿风。

白鹅肉

白鹅肉甘，大补脏腑，
最发疮毒，痼疾勿与。

犬肉

犬肉性温，益气壮阳，
炙食作渴，阴虚禁尝。

鳖肉

鳖肉性冷，凉血补阴，
癥瘕勿食，孕妇勿侵。

芡实

（一名鸡头，去壳取仁）。

芡实味甘，能益精气，

腰膝酸疼，皆主湿痹。

[性味归经] 甘、涩，平。归脾、肾。

[功用]

(1) 补脾止泻（脾虚泻泄，食欲不振）。

(2) 益肾固精（肾虚遗精）。

(3) 除湿止带（益肾健脾，除湿，治带下病）。

石莲子

（为莲老熟的果实）

石莲子苦，疗噤口痢，

白浊遗精，清心良剂。

[性味归经] 甘、涩，平。归脾、肾、心。

[功用]

(1) 补脾止泻（用于脾虚泄泻、食欲不振）。

(2) 固精止带（补脾肾，治带下症）。

(3) 益肾固精（用于肾虚遗精）。

(4) 养心安神（交通心肾，用于虚烦、失眠、惊悸）。

藕

藕味甘甜，解酒清热，

消烦逐瘀，止吐衄血。

[性味归经] 甘、涩，平。归肝、肺、胃。

[功用] 收敛止血，化瘀（吐血，咳血，衄血，尿血，崩漏）。

龙眼肉

龙眼味甘，归脾益智，

健忘怔忡，聪明广记。

[性味归经] 甘，温。归心、脾。

[功用]

(1) 补益心脾（既不滋腻，又不壅气，为性质平和药食两用的滋补佳品）。

(2) 养血安神（用于心脾虚损，气血不足之心悸、失眠、健忘）。

莲须

莲须味甘，益肾乌须，

涩精固髓，悦颜补虚。

[性味归经] 甘、涩，平；归心、肾。

[功用]固肾涩精（遗精滑精，带下，尿频）。

柿子

柿子气寒，能润心肺，

止渴化痰，涩肠止痢。

石榴皮

石榴皮酸，能禁精漏，

止痢涩肠，染须尤妙。

[性味归经] 酸、涩，温。归大肠。

[功用]

(1) 涩肠止泻（久泻，久痢，脱肛）。

(2) 止血（便血，崩漏，带下）。

(3) 驱虫（虫积腹痛）。

陈米

(愈陈愈佳，即黏米，陈粟米功同)

陈仓谷米，调和脾胃，

解渴除烦，能止泻痢。

[性味归经] 甘，平。归脾、胃。

[功用]

(1) 益胃调中（病后体虚，脾胃虚弱）。

(2) 除烦止渴（吐痢之后，烦渴）。

莱菔子

(即萝卜子)

莱菔子辛，喘咳下气，

倒壁冲墙，胀满消去。

[性味归经] 辛、甘，平。归脾、胃、肺。

[功用]

(1) 消食除胀（消食化积，行气除胀）。

(2) 降气化痰（止咳平喘，用于痰盛气喘证）。

芥菜

芥菜味辛，除邪通鼻，
能利九窍，多食通气。

浆水

（经发酵而成的米浆液）

浆水味酸，酷热当茶，
除烦消食，泻痢堪夸。

[性味归经] 甘、酸，凉。

[功用] 调中和胃，化滞止渴（治呕哕，
伤食泻痢，烦渴）。

砂糖

砂糖味甘，润肺和中，
多食损齿，湿热生虫。

饴糖

饴糖味甘，和脾润肺，
止渴消痰，中满休食。

［性味归经］甘，温。归脾、胃、肺。

［功用］

(1) 补中益气，缓急止痛（脾胃虚寒，脘腹疼痛）。

(2) 润肺止咳（肺虚燥咳）。

麻油

> 麻油性冷，善解诸毒，
>
> 百病能除，功难悉述。

白果

（一名银杏）

> 白果甘苦，喘嗽白浊，
>
> 点茶压酒，不可多嚼。

［性味归经］甘、苦、涩，平，有毒。归肺。

［功用］

(1) 敛肺定喘（哮喘痰嗽）。

(2) 收涩止带，固精缩尿（带下，小便频数，遗尿）。

核桃肉

> 胡桃肉甘，补肾黑发，
>
> 多食生痰，动气之物。

[性味归经] 甘，温。归肾、肺、大肠。

[功用]

(1) 补肾益肺，纳气定喘（用于肺肾两虚的喘咳证）。

(2) 润肠通便（用于肠燥便秘）。

(3) 补肾阳，强健腰膝（用于肾阳不足的腰膝酸软、遗精尿频）。

(4) 排石（治尿道结石）。

梨

> 梨味甘酸，解酒除渴，
>
> 止嗽消痰，善驱烦热。

榧实

> 榧实味甘，主疗五痔，
>
> 蛊毒三虫，不可多食。

［性味归经］甘，平。归肺、胃、大肠。

［功用］

(1) 杀虫消积（钩虫病，蛔虫病，绦虫病，虫积腹痛）。

(2) 润肺止咳（肺燥咳嗽）。

(3) 润燥通便（肠燥便秘）。

竹茹

（竹茎秆的干燥中间层）

竹茹止呕，能除寒热，

胃热咳哕，不寐安歇。

［性味归经］甘，微寒。归肺、胃。

［功用］

(1) 清热化痰（肺热咳嗽）。

(2) 开郁除烦（痰火扰心失眠）。

(3) 清胃止呕（清胃热止呕，兼凉血止血，生津止渴）。

(4) 凉血止血（吐血，崩漏等）。

(5) 生津止渴（伤暑烦渴）。

207

竹叶

（味淡者佳）

竹叶味甘，退热安眠，

化痰定喘，止渴消烦。

[性味归经] 甘、淡，寒。归心、胃、小肠。

[功用]

(1) 清热除烦（清泻心火以除烦止渴）。

(2) 清热利尿（治心火下移小肠之口舌生疮，尿赤）。

竹沥

（新鲜竹茎秆截尺余，直劈数片，两砖架起，火烘，两头流沥，每沥一盏，姜汁二匙）

竹沥味甘，阴虚痰火，

汗热渴烦，效如开锁。

[性味归经] 甘，寒。归心、肺、肝。

[功用]

(1) 清热滑痰（用于肺热痰壅咳嗽，治顽痰尤宜，为"痰家圣药"）。

(2)定惊利窍(用于中风痰迷,惊痫癫狂)。

莱菔根

(即萝卜)

莱菔根甘,下气消谷,

痰癖咳嗽,兼解面毒。

灯心草

灯草味甘,能利小水,

癃闭成淋,湿肿为最。

[性味归经] 甘、淡,微寒。归心、肺、小肠。

[功用]

(1) 利尿通淋(热淋)。

(2) 清心除烦(心烦失眠,小儿夜啼)。

艾叶

(宜陈久者佳,揉烂醋浸炒之)

艾叶温平,除湿散寒,

　　　　　漏血安胎，心痛即愈。

　[性味归经] 辛、苦，温。归肝、脾、肾。

　[功用]

　(1) 温经止血（用于虚寒性出血，尤用于崩漏）。

　(2) 散寒止痛(用于腹冷痛,多用艾条温灸)。

　(3) 调经安胎（调经止痛，止血安胎，用于虚寒性月经不调、胎动不安）。

　(4) 祛湿止痒（泻痢霍乱，妇女带下，疥癣）。

　(5) 祛痰止咳平喘。

绿豆

　　　　　绿豆气寒，能解百毒，

　　　　　　止渴除烦，诸热可服。

　[性味归经] 甘，寒。归心、胃。

　[功用]

　(1) 清热解毒（痈肿疮毒，药食中毒）。

　(2) 消暑（暑热烦渴）。

(3) 利水（水肿，小便不利）。

川椒

（去目微炒）

川椒辛热，祛邪逐寒，

明目杀虫，温而不猛。

[性味归经] 辛，热。归脾、胃。

[功用]

(1) 温中止痛（散脾胃之寒以止痛）。

(2) 杀虫止痒（湿疹，阴痒，蛔虫腹痛）。

胡椒

胡椒味辛，心腹冷痛，

下气温中，跌仆堪用。

[性味归经] 辛，热。归胃、大肠。

[功用]

(1) 温中散寒（胃寒呕吐，腹痛泄泻，食
欲不振）。

(2) 下气，消痰（癫痫痰多）。

石蜜

(冰糖之异称，指甘蔗汁经过太阳暴晒后或者熬制而成的固体)

石蜜甘平，入药炼熟，

益气补中，润燥解毒。

马齿苋

马齿苋寒，青盲白翳，

利便杀虫，癥痛咸治。

[性味归经] 酸，寒。归肝、大肠。

[功用] 清热解毒，凉血止血，止痢（热毒血痢，痈肿疔疮，丹毒，蛇虫咬伤，湿疹，便血，痔血，崩漏下血）。

葱白

葱白辛温，发表出汗，

伤寒头疼，肿痛皆散。

[性味归经] 辛，温。归肺，胃。

[功用]

(1) 发汗解表（用于外感风寒轻证，常配伍淡豆豉）。

(2) 散寒通阳（用于阴盛格阳证）。

胡荽

> 胡荽味辛，上止头疼，
>
> 内消谷食，痘疹发生。

[性味归经] 辛，温。归肺、胃。

[功用]

(1) 发表透疹（麻疹不透）。

(2) 开胃消食（饮食不消，纳食不佳）。

韭

> 韭味辛温，祛除胃热，
>
> 汁清血瘀，子医梦泄。

大蒜

> 大蒜辛温，化肉消谷，

解毒散痛，多用伤目。

食盐

食盐味咸，能吐中痰，
心腹卒痛，过多损颜。

茶

茶茗性苦，热渴能济，
上清头目，下消食气。

酒

酒通血脉，消愁遣兴，
少饮壮神，过多损命。

醋

（一名苦酒，用味酸者）

醋消肿毒，积瘕可去，
产后金疮，血晕皆治。

白梅

（去核用）

白梅味酸，除烦解渴，

霍疟下痢，止嗽劳热。

淡豆豉

淡豆豉寒，能除懊恼，

伤寒头痛，兼理瘴气。

[性味归经] 甘，平、凉。归肺、胃。

[功用]

(1) 解表（用于外感表证）。

(2) 除烦（用于胸中烦闷，虚烦不眠，常
与栀子配伍）。

莲子

（食不去心，恐成卒暴霍乱）

莲子味甘，健脾理胃，

止泻涩精，清心养气。

[性味归经] 甘、涩，平。归脾、肾、心。

［功用］

(1) 补脾止泻（脾虚泄泻，食欲不振）。

(2) 固精止带（补脾肾，治带下证）。

(3) 益肾固精（用于肾虚遗精）。

(4) 养心安神（交通心肾，用于虚烦、失眠、惊悸）。

大枣

大枣味甘，调和百药，

益气养脾，中满休嚼。

［性味归经］甘，温。归脾、胃。

［功用］

(1) 补中益气（调补脾胃常用辅助药）。

(2) 养血安神（用于血虚萎黄及妇女脏躁神志不清）。

(3) 缓和药性（常与生姜入解表剂以调营卫，入补益剂以调补脾胃）。

人乳

（要壮盛妇人香浓者佳，病妇勿用）

人乳味甘，补阴益阳，

悦颜明目，羸劣仙方。

童便

（一名回阳汤，一名轮回酒，一名还元汤，要
七八岁儿清白者佳，赤黄者不可用）

童便味凉，打仆瘀血，

虚劳骨蒸，热嗽尤捷。

生姜

（去皮即热，留皮即冷）

生姜性温，通畅神明，

痰嗽呕吐，开胃极灵。

［性味归经］辛，微温。归肺、脾。

［功用］

(1) 发汗解表（同紫苏，但发汗之力比紫
苏弱）。

(2) 温中止呕（尤宜治胃寒呕吐，有"呕家圣药"之称）。

(3) 温肺止咳（用于风寒咳嗽）。

分类用药歌

补气药

补气箭芪与人参，党参洋参北条参。
云苓焦术淮山药，炙草桂圆白茯神。

下气药

下气杏仁铁锈浆，郁金苏子甲沉香。
前胡葶苈枇杷叶，莱菔瓜蒌枳实良。

顺气药

顺气青皮陈橘皮，藿香效与木香齐。
香圆香附和乌药。柿蒂砂仁白蔻宜。

温气药

冷气疼痛要肉桂。吴茱姜附胡椒配。
小茴丁香炒砂仁，元胡灵脂阳气退。

破气药

破气槟榔紫厚朴，三棱苦蒌蓬莪术。
姜黄莱菔花青皮，枳实宽胸同枳壳。

补血药

补血生熟二地黄，当归白芍首乌良。
一味丹参兼四物，河车不用又何妨。

凉血药

凉血丹皮地骨皮，丹参生地地榆宜。
龟胶鳖甲焦荆芥，犀角青蒿赤芍奇。

止血药

止血蒲黄茜草根，茅根三七发灰灵。
阿胶侧柏灶心土，焦芥当归藕节茎。

破血药

破血桃仁归尾加，泽兰苏木红蓝花。
姜黄莪术郁金子，赤芍丹皮干漆渣。

暖胃药

暖胃丁香与藿香，良姜草蔻炮煨姜。
砂仁白蔻兼红蔻，荜茇胡椒效最强。

调脾开胃药

调脾开胃用参苓，焦术炮姜半夏陈。
白蔻砂仁甘草炙，藿香堪与木香伦。

虚咳补肺药

虚咳补肺款冬花，五味阿胶紫菀加。
怀药参苓和炙草，天冬薏苡蜜升麻。

实咳泻肺药

实咳泻肺用黄芩，葶苈桑皮桔梗匀。
枳壳杏仁花粉配，天冬贝母马兜铃。

咳嗽药

诸般咳嗽西防风，半夏陈皮天麦冬。
苏叶茯苓金沸草，杏仁贝母胆星同。

肺实喘急药

肺实喘急款冬花，兜铃苏子杏仁加。
肺虚喘急当补气，肾虚金匮或阳八。

消痰药

消痰半夏胆南星，枳壳杏仁块茯苓。
贝母瓜蒌金沸草，陈皮白芥枯黄芩。

退诸火热药

退诸火热用黄芩，心热黄连灯竹心。
肝热柴胡并白芍，脾热明粉同熟军。
肺热天冬桑皮效，肾热黄柏知母临。
胆热竹茹龙胆草，胃热石膏花粉均。
大肠槐花通大海，小肠木通车前仁。
膀胱滑石同萹蓄，三焦有热栀子尊。

热重羚羊犀角屑，火结硝黄效如神。

虚热药

虚热元参天麦冬，女贞知母骨皮同。
粉丹石斛怀生地，苓术参芪任变通。

骨蒸劳热药

骨蒸劳热用青蒿，生地骨皮鳖甲烧。
知母丹皮黄柏炒，胡连更比银柴高。

发汗药

发汗麻黄并紫苏，浮萍淡豉薄荷俱。
升麻白芷霜苍术，荆芥葛根葱白须。

收汗药

收汗黄芪酸枣仁，桂枝白芍麻黄根。
乌梅牡蛎冬桑叶，浮麦山萸合四君。

消食药

消食山楂油厚朴，麦芽香附六神曲。
青皮莱菔花槟榔，枳实宽胸胜枳壳。

宽中药

宽中枳壳与陈皮，苍术腹毛厚朴宜。
桔梗槟榔莱菔子，木香香附奏功奇。

膨胀药

膨胀槟榔厚朴宜，冬瓜皮合茯苓皮。
腹毛枳实牵牛子，萝卜头和香附施。

止渴药

止渴葛根与麦冬，石膏花粉乌梅宗。
梨浆五味兼文蛤。犀角饴糖竹叶同。

解郁药

解郁川芎与郁金，腹毛苍术炒栀仁。
台乌芍药和香附，神曲槟榔合二陈。

通便药

大便不通用大黄，朴硝巴豆杏仁霜。

油归生地苁蓉肉，松子麻仁郁李强。

小便不通赤茯苓，猪苓泽泻车前仁。

木通滑石同瞿麦，萆薢石韦竹叶心。

病属气虚证下陷，补中益气最为灵。

不通若是真寒闭，火药煎汤效更神。

浮肿药

浮肿不消用木瓜，猪苓泽泻与芫花。

木通大戟同商陆，薏苡牵牛信不差。

呕吐药

呕吐合香并二陈，丁香白蔻缩砂仁。

生姜草蔻延胡索，胃热岑连栀子匀。

止泻药

止泻车前参术苓，猪苓泽泻缩砂仁。

建莲肉蔻淮山药，诃子乌梅粟壳神。

痢疾药

痢疾黄连广木香，槐花归芍地榆良。
桃仁莱菔青皮草，枳壳槟榔蕤子强。

疟疾药

疟疾常山草果仁，槟榔苍术及威灵。
柴胡干葛焦知母，厚朴青皮合二陈。

辟瘟药

辟瘟草果花槟榔，苍术雄黄及大黄。
苏叶枯芩油厚朴，藿香香附降真香。

头痛药

头痛川芎白芷辛，天麻藁本菊花匀。
辛夷苍耳蔓荆子，见证尤宜分六经。

头风药

头风眩痛明天麻，独活细辛旋覆花。
白菊苏荷荆竹沥，辛夷草薢效无差。

腹痛药

腹痛元胡白芍强，小茴苍术高良姜。
栀仁草蔻吴萸子，香附沉香广木香。

心痛药

心痛良姜及黑姜，元胡肉桂橘皮汤。
灵脂没药焦栀子，香附檀香广木香。

腰痛药

腰痛菟丝熟地黄，寄生续断小茴香。
胡桃杜仲川牛膝，骨脂芦巴肉桂良。

膝痛药

膝痛苡仁并木瓜，灵仙牛膝绿升麻。
加皮杜仲汉防己，骨脂羌防续断加。

喉痛药

喉痛射干山豆根，连翘大力广元参。
薄荷荆芥芩连等，甘桔僵蚕灯竹心。

目痛药

目痛羌防归芍芎，黄芩栀子菊花同。
柴胡荆芥谷精草，木贼蒺藜白木通。

身体风痛药

身体风痛海风藤，防风荆芥与威灵。
秦艽羌独延胡索，狗脊桐皮桑寄生。

齿痛药

齿痛石膏北细辛，蒺藜生地与黄芩。
骨皮栀子丹皮等，碎补荆防并谷精。

耳聋药

耳聋全蝎石菖蒲，木通碎补乳香扶。
气虚耳聋当补气，肾虚滋水是良图。

祛风药

祛风荆芥西防风，苍耳天麻乌药同。
白菊薄荷羌独活，僵蚕全蝎正川芎。

蒺藜蝉蜕蔓荆子，藁本鲜皮白芷充。

祛寒药

祛寒宜用理中汤，白术人参炙草姜。
更有吴萸真肉桂，细辛附子蜜麻黄。

祛湿药

祛湿秦艽薏苡仁，木瓜苍术西茵陈。
天麻白术汉防己，草薢菖蒲块茯苓。

补肾药

补肾淮山熟地黄，胡桃枸杞首乌良。
鹿茸杜仲苁蓉肉，芡实枣皮及锁阳。

壮阳药

壮阳枸杞并蛇床，骨脂胡巴桂附姜。
阳起石同真韭子，仙灵脾与鹿葱良。

补阴药

补阴二地麦天冬，龟板龟胶鳖甲同。
归芍女贞淮山药，首乌黄肉菟丝通。

安魂定心药

安魂定心用人参，远志柏仁酸枣仁。
龙骨朱砂龙眼肉，茯神益智效如神。

强筋壮骨药

强筋壮骨五加皮，枸杞菟丝续断齐。
虎骨鹿茸焦杜仲，胡桃碎补仙灵脾。

梦遗精滑药

梦遗精滑用金樱。莲蕊石莲益智仁。
龙骨鹿茸真牡蛎，菟丝巴戟合人参。

补虚益损药

补虚益损黄芪参，焦术淮山白茯神。
杜仲鹿茸甘枸杞，枣皮熟地当归身。

跌打损伤药

跌打损伤血木通，乳香没药加皮充。
泽兰碎补真山漆，苏木桃红并臭虫。

消肿排脓药

消肿排脓归芍芎，连翘大力西防风。
银花羌活天花粉，白芷黄芪白木通。
山甲漏芦川贝母，陈皮皂刺及蒲公。
地榆知柏疗红肿，白及还同白敛功。

瘰疬药

瘰疬银花六谷根，夏枯香附蒲公英。
黄芪海藻和昆布，贝母天葵及胆星。

乳痈药

乳痈一痛金银花，贝母公英山甲夸。
没药乳香香白芷，木香甘草瓜蒌加。

肠风下血药

肠风下血鸡冠花，荆芥樗皮木贼夸。
刺猬乌梅陈枳壳，地黄山甲地榆加。

痔疮药

痔疮流血地榆宜，槐角樗皮刺猬皮。
苦参柿饼无花果，乱发陈棕火煅齐。
久流黄水健脾胃，文蛤参归术地芪。

热淋药

热淋又用海金沙，甘草木通通草夸。
滑石石韦瞿麦穗，猪苓泽泻大黄加。

衄血药

衄血丹皮百草霜，麦冬犀角及蒲黄。
桑皮侧柏焦荆芥，生地茅根白芍强。

通经药

通经牛膝红蓝花，归尾桃仁赤芍加。

231

莪术三棱香附子，木通苏木丹皮夸。

调经药

调经肉桂延胡索。香附泽兰益母属。
血虚宜用四物汤，气虚箭芪人参术。

安胎药

安胎白术与黄芩。艾叶阿胶桑寄生。
杜仲菟丝川续断，当归酒芍缩砂仁。

产后血昏药

产后血昏用黑姜，芎归童便桃仁良。
灵脂益母延胡索，焦芥红花熟地黄。

血崩药

血崩山漆炒阿胶，续断蒲黄茜草高。
牡蛎地榆香附子，棕灰侧柏血余烧。

带下药

白带补中益气汤，参芪归术广皮良。
升柴炙草全方用，加入苡仁引枣姜。

伤暑药

伤暑益气箭芪加，扁豆苡仁及木瓜。
滑石香薷甘草配，陈皮参术密升麻。

虫积药

虫积槟榔与使君，雷丸榧子乌梅增。
牵牛鹤虱霜苍术，干漆川椒苦楝根。

戒烟药

戒烟旋覆与西砂，榧子雷丸鹤虱夸。
蜂蜜茯苓真韭子，青盐粟壳金银花。
阳虚砂半参芪术，阴虚熟地桂附加。

五脏补泻凉散

补心：龙眼当归柏子仁。

泻心：灯草车前竹叶心。

凉心：黄连犀角川贝母。

散心：半夏香薷菖蒲根。

补肝：荔枝鸡肉酸枣皮。

泻肝：连翘白蔹龙胆奇。

凉肝：生地侧柏赤芍药。

散肝：苍耳木贼并蒺藜。

补脾：炙草西砂蔻白术。

泻脾：山楂郁李及神曲。

凉脾：紫贝鲜皮薏苡仁。

散脾：松脂排草橘红朴。

补肺：官燕饴糖与参芪。

泻肺：石韦苦杏生桑皮。

凉肺：生地紫菀野菊花。

散肺：麻黄葱白紫鲜宜。

补肾：鹿茸枸杞巴戟天。

泻肾：枸杞秋石并食盐。

凉肾：丹皮骨皮与黄柏。

散肾：附子细辛极妙焉。

六经引药

太阳引经麻黄羌，阳明芷葛升膏勷[1]。

少阳芎柴青皮等，太阴升麻葛芍苍。

少阴知独细辛桂，厥阴芎青柴萸良。

炮制药歌

芫花本利水，非醋不能通。

绿豆本解毒，带壳不见功。

草果消膨效，连壳反胀胸。

黑丑生利水，远志苗毒逢。

蒲黄生通血，熟补血运通。

---

[1] ráng：勷古同"襄"，辅助的意思。

地榆医血药，连梢不住红。

陈皮专理气，留白补胃中。

附子救阴症，生用走皮风。

草乌解风痹，生用使人蒙。

人言烧煅用，诸石火炟红。

入醋堪研末，制度必须工。

川芎炒去油，生用痹痛攻。

炮制当依法，方能专化工。

知母桑白天麦门，首乌生熟地黄分，
偏宜竹片铜刀切，铁器临之便不驯。

乌药门冬巴戟天，莲心远志五般全，
并宜剔去心方妙，否则令人烦躁添。

浓朴猪苓与茯苓，桑皮更有外皮生，
四般最忌连皮用，去净方能不耗神。

益智麻仁柏子仁，更加草果四般论，
并能去壳方为效，不去令人心痞增。

何物还须汤泡之，苍术半夏与陈皮。

更宜酒洗亦三味，苁蓉地黄及当归。